Betäubungsmittel in der Apotheke

12., überarbeitete Auflage

Kerstin Schack
unter Mitarbeit von Anette Schenk

Betäubungsmittel in der Apotheke

12., überarbeitete Auflage

Von Kerstin Schack
unter Mitarbeit von Anette Schenk

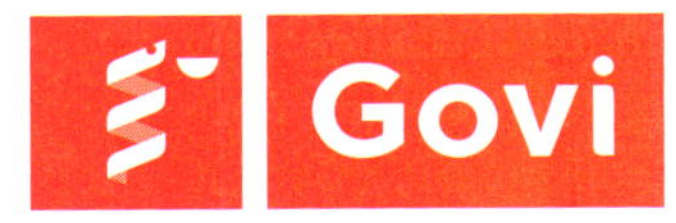

12. überarbeitete Auflage 2023
ISBN 978-3-7741-1698-6

Apothekerhaus, Eschborn, Carl-Mannich-Straße 26, 65760 Eschborn avoxa.de, govi.de

Titelbild: © He2 – stock.adobe.com
Satz: Fotosatz H. Buck, Kumhausen/Hachelstuhl
Druck und Verarbeitung: Druckerei Hachenburg, Hachenburg

Bibliografische Information der Deutschen Nationalbibliothek
Die Deutsche Nationalbibliothek verzeichnet diese Publikation in der Deutschen Nationalbibliografie; detaillierte bibliografische Daten sind im Internet über http://dnb.d-nb.de abrufbar.

Wichtiger Hinweis

Die Broschüre fasst in handlicher Form die wesentlichen Dinge des Betäubungsmittelrechts zusammen, die den Apothekenbetrieb betreffen. Für Detailfragen sind die Gesetze, Verordnungen und Richtlinien im Original heranzuziehen. Alle Daten wurden mit größter Sorgfalt zusammengestellt. Alle Angaben sind ohne Gewähr, eine Haftung ist ausgeschlossen.

Aus Gründen der besseren Lesbarkeit wird auf die gleichzeitige Verwendung der Sprachformen männlich, weiblich und divers (m/w/d) verzichtet. Sämtliche Personenbezeichnungen gelten gleichermaßen für alle Geschlechter.

Inhaltsverzeichnis

1 Verschreibung und Abgabe der Betäubungsmittel

Allgemeines

Verschreibung und Abgabe der Betäubungsmittel unterliegen gesetzlichen Bestimmungen, wie dem Betäubungsmittelgesetz (BtMG), der Betäubungsmittelverschreibungsverordnung (BtMVV) und der Betäubungsmittel-Binnenhandelsverordnung (BtMBinHV). Diese sind für den Arzt und den Apotheker in gleicher Weise bindend. Zuwiderhandlungen sind mit Bußgeld beziehungsweise Haftstrafen bedroht.

Während der Zeit der Pandemie in Deutschland waren zeitlich zunächst begrenzte Lockerungen der betäubungsmittelrechtlichen Vorschriften auf Grundlage der SARS-CoV-2-Arzneimittelversorgungsverordnung in Kraft getreten. Der Gesetzgeber hat dabei festgestellt, dass einige der Lockerungen der bisher geltenden Vorschriften keine Gefahr für die Sicherheit des Betäubungsmittelverkehrs oder die Patienten dargestellt haben, die Modalitäten für die Verschreibung von Betäubungsmitteln und Behandlung von Substitutionspatienten aber deutlich erleichtert haben. Daher trat am 08.04.2023 eine Änderung der Betäubungsmittelverschreibungsverordnung in Kraft, in der einige der Änderungen übernommen wurden. Die Änderungen betreffen hauptsächlich die Vorgaben für die Verschreibung von Betäubungsmitteln durch Ärzte, Zahnärzte und Tierärzte, sowie die Verschreibung von Substitutionsmitteln für opiatabhängige Patienten.

Das Betäubungsmittelgesetz (BtMG) enthält jetzt mehr als 200 Stoffe, die in drei Anlagen aufgeführt sind. Es dürfen nur die in Anlage III des BtMG genannten Betäubungsmittel und zwar ausschließlich als Zubereitungen (Rezeptur- oder Fertigarzneimittel), Cannabis jedoch auch als getrocknete Blüten, verschrieben werden.

Verschreiben durch einen Arzt

Für einen Patienten darf der Arzt die in Anlage III des Betäubungsmittelgesetzes bezeichneten Betäubungsmittel außer Alfentanil, Cocain, Etorphin, Remifentanil und Sufentanil verschreiben.

Die Vorgabe von bestimmtem Höchstmengen zu bestimmten Wirkstoffen für den Zeitraum von bis zu 30 Tagen, wie zum Beispiel Fentanyl 500 mg, wurde nach der Änderung der Betäubungsmittelverschreibungsverordnung im April 2023 aufgehoben. Weder der Zeitraum, noch die Menge des verschriebenen Betäubungsmittels sind begrenzt. Der Buchstabe „A“ wird nicht mehr verwendet.

Die Verordnung von Betäubungsmitteln nach Stückzahl (zum Beispiel 17 Tabletten) ist zulässig, auch wenn diese nicht einer normierten Packungsgröße entspricht. Das Betäubungsmittel muss dann aus einer Fertigarzneimittelpackung ausgefüllt und entsprechend gekennzeichnet werden.

Verschreiben durch den Zahnarzt

Der Zahnarzt darf für einen Patienten die in Anlage III des Betäubungsmittelgesetzes bezeichneten Betäubungsmittel verschreiben. Auch hier sind, wie beim Arzt, verschiedene Betäubungsmittel aufgeführt, die der Zahnarzt nicht für Patienten verschreiben darf: Alfentanil, Amfetamin, Cannabis, Cocain, Diamorphin, Dronabinol, Etorphin, Fenetyllin, Fentanyl, Levacetylmethadol, Methadon, Methylphenidat, Nabilon, Normethadon, Opium, Papaver somniferum, Pentobarbital, Remifentanil, Secobarbital und Sufentanil.

Die bisher geltenden Regelungen bezüglich des Verschreibungszeitraumes von bis zu 30 Tagen und der Vorgabe von Höchstmengen für bestimmte Betäubungsmittel entfällt.

Verschreiben durch den Tierarzt

Der Tierarzt darf für ein Tier die in Anlage III bezeichneten Betäubungsmittel verschreiben. Auch der Tierarzt darf bestimmte Betäubungsmittel aus Anlage III nicht für ein Tier verschreiben: Alfentanil, Cannabis, Cocain, Diamorphin, Dronabinol, Etorphin, Fenetyllin, Fentanyl, Levacetylmethadol, Methadon, Methylphenidat, Nabilon, Oxycodon, Papaver somniferum, Pentobarbital, Remifentanil, Secobarbital und Sufentanil.

Die bisher geltenden Regelungen bezüglich des Verschreibungszeitraumes von bis zu 30 Tagen und die Höchstmengen für bestimmte Betäubungsmittel entfallen und somit auch der Buchstabe „A“.

Praxisbedarf für Arzt, Zahnarzt und Tierarzt

Für seinen Praxisbedarf darf der Arzt die in § 2 BtMVV bezeichneten Betäubungsmittel und einige weitere Betäubungsmittel (z. B. Cocainlösung 20-prozentig bei Eingriffen am Kopf) bis zur Menge seines durchschnittlichen Zweiwochenbedarfs, mindestens jedoch die kleinste Packungseinheit, verschreiben. Der Monatsbedarf jedes Betäubungsmittels soll nicht überschritten werden.

Sollen Zubereitungen der Substitutionsmittel als Praxisbedarf, also nicht für einen Patienten bestimmt, von der Apotheke an einen Arzt zur Verabreichung in der Praxis bezogen werden, darf der Arzt nicht mehr als seinen Zweiwochenbedarf verschreiben.

Für seinen Praxisbedarf darf der Zahnarzt die in § 3 BtMVV bezeichneten Betäubungsmittel in bis zur Menge seines durchschnittlichen Zweiwochenbedarfs, mindestens jedoch die kleinste Packungseinheit, verschreiben. Der Monatsbedarf jedes Betäubungsmittels soll nicht überschritten werden.

Für seinen Praxisbedarf darf der Tierarzt die in § 4 BtMVV bezeichneten Betäubungsmittel sowie ein paar weitere Betäubungsmittel der Anlage III bis zur Menge seines durchschnittlichen Zweiwochenbedarfs, mindestens jedoch die kleinste Packungseinheit, verschreiben. Der Monatsbedarf jedes Betäubungsmittels soll nicht überschritten werden.

Die Verschreibung erfolgt in allen diesen Fällen auf einem Betäubungsmittelrezept.

Tilidin

Unter die Regelungen der BtMVV fallen alle tilidinhaltigen Arzneimittel, auch wenn sie zusätzlich Naloxon enthalten, soweit sie keine Retard-Zubereitungen sind. Diese Arzneimittel müssen in einem klassifizierten Wertschutzschrank aufbewahrt werden.

Retard-Zubereitungen von Tilidin sind verschreibungspflichtig, müssen jedoch nicht auf einem Betäubungsmittelrezeptformular verschrieben werden, da es sich um eine „ausgenommene Zubereitung“ handelt. Ausgenommen bedeutet in diesem Zusammenhang, dass die Retardtabletten mit dem Wirkstoff Tilidin teilweise aus den betäubungsmittelrechtlichen Vorschriften ausgenommen sind. Diese Arzneimittel müssen nicht in einem Wertschutzschrank aufbewahrt werden.

Pentobarbital, Dextropropoxyphen, Dexmethylphenidat

Pentobarbital durfte bisher nur für den Praxisbedarf verordnet werden; diese Anwendung ist gestrichen worden, in der Anlage III ist die Substanz aber geblieben. Daher darf es für Einzelpatienten verordnet werden. Da keine Verschreibungshöchstmenge mehr festgelegt ist, kann dies ohne Begrenzung geschehen. Derzeit sind keine entsprechenden Fertigarzneimittel im Handel, so dass nur die Herstellung als Rezepturarzneimittel oder der Import möglich sind.

Die Ausnahmebestimmung für Dextropropoxyphen in Anlage II des BtMG, wonach Zubereitungen bis zu einer Grenzdosierung von 135 mg je abgeteilte Einheit nicht der BtM-Verschreibungspflicht unterliegen, ist gestrichen worden. Somit sind Zubereitungen mit Dextropropoxyphen nicht mehr verschreibungsfähig und auch ihr Einzelimport ist nicht zulässig.

Dexmethylphenidat, das Enantiomer von Methylphenidat, ist in Anlage III des BtMG aufgenommen worden und ist damit verschreibungsfähig. Da es in Deutschland zurzeit kein Fertigarzneimittel gibt, kann es nur importiert werden, zum Beispiel Focalin® aus den USA.

aut-idem-Verschreibung

Nach Auffassung der Bundesopiumstelle bestehen gegen eine aut-idem-Verordnung der Betäubungsmittel keine Bedenken. Auf diese Weise gibt der Arzt zu erkennen, dass das verschriebene BtM durch ein nach Anwendungsgebiet, Art und Menge der wirksamen Bestandteile identisches sowie in der Darreichungsform und pharmazeutischen Qualität vergleichbares BtM ersetzt werden darf. Es ist ausreichend, wenn die Apotheke das tatsächlich abgegebene BtM auf den Teilen 1 und 2 des BtM-Rezeptes vermerkt. Es empfiehlt sich, mit dem Arzt Rücksprache zu nehmen. Der Verbleibsnachweis ist für das BtM zu führen, das tatsächlich abgegeben worden ist.

Austausch von Fentanylpflastern

Nur solche wirkstoffgleiche, BtM-haltige Schmerzpflaster sind als bioäquivalent und daher aut-idem-fähig einzustufen, die neben der gleichen Freisetzungsrate (Wirkstärke) auch den gleichen Gesamtgehalt an Wirkstoff (deklarierter Wirkstoffgehalt, Beladungsmenge) haben.

Von der Verpflichtung zur Abgabe eines anderen, rabattbegünstigten BtM kann auch abgesehen werden, wenn im

Einzelfall pharmazeutische Bedenken entgegenstehen, zum Beispiel Unverträglichkeit des Patienten auf die Hilfsstoffe, ungenügende Klebeeigenschaften (Schwitzen) oder die nicht zulässige Teilung des Pflasters. In diesen Fällen muss die Nicht-Abgabe auf Teil II des BtM-Rezeptes begründet werden.

Hinweise zur Austauschbarkeit der Opioid-haltigen Pflastern sind in der Apothekensoftware abrufbar.

Die Substitution Opiatabhängiger

Zum 08.04.2023 gab es Änderungen in der Betäubungsmittelverschreibungsverordnung, die auch die Substitution von Opiatabhängigen betrafen. Verschreibungen von Substitutionsmitteln für bis zu zwei Tage müssen nicht mehr mit dem Buchstaben „Z“ gekennzeichnet werden, da die tageweise Verschreibung von Substitutionsmitteln für Patienten nun anders geregelt wird.

Die Substitution Opiatabhängiger verfolgt folgende Ziele, die in § 5 Abs. 2 BtMVV festgelegt sind:

1. Behandlung der Opiatabhängigkeit, um die Abstinenz von Betäubungsmitteln wiederherzustellen, den Gesundheitszustand zu bessern oder zu stabilisieren oder das Überleben zu sichern
2. um eine neben der Opiatabhängigkeit bestehende schwere Erkrankung oder andere Begleiterkrankungen behandeln zu können oder
3. um die Risiken einer Opiatabhängigkeit während einer Schwangerschaft oder nach der Entbindung zu verringern.

Zudem ist in § 5 der Betäubungsmittel-Verschreibungsverordnung (BtMVV) angegeben, welcher Voraussetzungen es bedarf, wenn der Arzt einem Opiatabhängigen ein Substitutionsmittel verordnen will. In der Regel muss der Arzt Mindestanforderungen an eine suchtmedizinische Qualifikation erfüllen, deren Bedingungen von der jeweiligen Ärztekammer festgelegt werden. Hat er diese Qualifikation nicht, darf der Arzt höchstens zehn Patienten gleichzeitig je ein Substitutionsmittel verschreiben. Er hat dann allerdings den Abhängigen einem Konsiliararzt (dieser muss die suchtmedizinische Qualifikation besitzen) vorzustellen, der überprüft, ob die Bedingungen nach § 5 Abs. 2 der BtMVV erfüllt sind. Der Apotheker ist nicht verpflichtet zu überprüfen, ob die Vorschriften der BtMVV in diesem Fall erfüllt sind.

Bei Krankheit oder Urlaub des Substitutionsarztes ist es bisweilen nicht möglich, einen Vertreter zu finden, der die suchtmedizinische Qualifikation für die Substitution Abhängiger hat. In diesem Fall darf sich der Substitutionsarzt ausnahmsweise für einen begrenzten Zeitraum durch einen Arzt ohne diese besondere Qualifikation vertreten lassen. Je Vertretungsfall darf dies maximal vier Wochen und insgesamt höchstens zwölf Wochen im Jahr der Fall sein.

Zur Behandlung der oben genannten drei Sachverhalte darf der Arzt derzeit Levomethadon, Methadon, Buprenorphin, Morphin und in auf andere Weise nicht behandelbaren, begründeten Ausnahmefällen auch Codein oder Dihydrocodein, verschreiben. Als begründet gilt dabei, dass Methadon oder ein anderes Substitutionsmittel nicht vertragen werden, wenn die Entzugsbehandlung besser verläuft oder der Abhängige nach mehrjähriger Substitution mit Codein oder Dihydrocodein für die Umstellung auf Methadon oder ein anderes Substitutionsmittel nicht motiviert werden kann.

Auf allen Betäubungsmittel-Verschreibungen, die zur Substitution Opiatabhängiger ausgestellt werden, ist ein „S“ anzubringen.

Über Zubereitungen der Substitutionsmittel als Praxisbedarf siehe dort. Verordnungen über Substitutionsmittel auf Normalrezept mit der Kennzeichnung „N“ (Notfallverordnung) dürfen von der Apotheke nicht beliefert werden.

Direkte Verabreichung des Substitutionsmittels

Eine Verschreibung über ein Substitutionsmittel, die zur Überlassung des Substitutionsmittels zum unmittelbaren Verbrauch unter Aufsicht ausgestellt wird, muss den Buchstaben „S“ enthalten. Als Substitutionsmittel dürfen Zubereitungen von Methadon, Levomethadon, Buprenorphin, Morphin, Codein oder Dihydrocain oder andere zur Substitution zugelassene Substitutionsmittel, außer cocainhaltige Arzneimittel, verschrieben werden.

Wird das Substitutionsmittel dem Substitutionspatienten in der Arztpraxis zum unmittelbaren Verbrauch verabreicht, darf es nicht für intravenöse Zwecke bestimmt sein. Dem Opiatabhängigen darf das Betäubungsmittel-Rezept ausgehändigt werden und der Patient darf die Verschreibung selbst in der Apotheke abgeben (wenn der Arzt es ihm zutraut).

Die Apotheke liefert das Substitutionsmittel dann direkt in die Arztpraxis.

- Das Betäubungsmittelrezept wird vom Arzt, seinem Personal oder dem Opiatabhängigen in der Apotheke vorgelegt.
- Die Apotheke liefert das Substitutionsmittel an die Arztpraxis.
- Das Substitutionsmittel wird dem Patienten täglich unter Aufsicht verabreicht.
- In der Arztpraxis wird eine patientenbezogene Dokumentation zu den Zu- und Abgängen des Betäubungsmittels geführt.

Statt der Verabreichung zum unmittelbaren Verbrauch in der Praxis kann diese Aufgabe nach entsprechender Einweisung durch den behandelnden Arzt auch auf das Personal in anderen medizinischen, pharmazeutischen oder staatlich anerkannten Einrichtungen der Suchtkrankenhilfe, damit also auch der Apotheke, übertragen werden. Das Gleiche gilt auch für vom Arzt eingewiesenes Personal in Justizvollzugsanstalten, Alten- und Pflegeheimen, Pflegediensten, Hospizen, Krankenhäusern und Rehabilitationseinrichtungen und in begründeten Einzelfällen auch anderem geeigneten Personal, das vom behandelnden Arzt eingewiesen wurde (z. B. in einem Gesundheitsamt).

Es gibt keine Verpflichtung der Apotheke, die Verabreichung zu übernehmen. Sollte das Personal einer Apotheke diese Aufgabe jedoch übernehmen wollen, ist eine entsprechende schriftliche oder elektronische Vereinbarung mit dem Arzt zu treffen.

Die Vereinbarung muss zumindest Folgendes enthalten:
- Ausführungen, wie das Personal vom Arzt fachgerecht in die Vergabe eingewiesen wird,
- die Benennung einer verantwortlichen Person
- Benennung der Kontrollmöglichkeiten durch den Arzt in der Apotheke.

Ohne eine derartige Vereinbarung ist die Überlassung des Substitutionsmittels zum Sichtbezug durch eine Apotheke (oder eine andere oben genannte Einrichtung) unzulässig. Außerdem ist eine Einwilligungserklärung des Suchtpatienten erforderlich, in der die Apotheke von der Schweigepflicht entbunden wird für den Fall, dass der Suchtpatient seinen Verpflichtungen nicht nachkommt und die Apotheke dies dem substituierenden Arzt mitteilt. Vorab muss der Arzt mit dem Patienten klären, welche Apotheke das Betäubungsmittel-Rezept beliefern soll. Arzt und Apotheke können auch vereinbaren, dass der Arzt am Ende jeden Monats schriftlich oder elektronisch durch die Apotheke unterrichtet wird. Ein Muster für eine solche Vereinbarung und die Entbindung von der Schweigepflicht ist auf Seite 62 abgedruckt oder kann unter https://www.abda.de/themen/apotheke/qualitaetssicherung0/leitlinien/leitlinien0/ unter dem Punkt „Opioidsubstitution" heruntergeladen werden. Es empfiehlt sich festzustellen, ob diese Versorgung Abhängiger durch die Betriebshaftpflicht der Apotheke abgedeckt ist.

Die Leitlinie der Bundesapothekerkammer „Herstellung und Abgabe der Betäubungsmittel zur Opiatsubstitution", der Kommentar dazu sowie die Arbeitshilfen sind im Anhang ab Seite 32 ff. abgedruckt.

Bei der Verabreichung eines Substitutionsmittels an einen Abhängigen in der Apotheke ist zu beachten:
1. Das verordnete Substitutionsmittel ist getrennt von den anderen Betäubungsmitteln individuell für jeden Abhängigen zu lagern.
2. Das Substitutionsmittel muss in jedem Fall vor den Augen des verantwortlichen pharmazeutischen Personals eingenommen und auch hinuntergeschluckt werden, vorzugsweise am Beratungsplatz.
3. Das Substitutionsmittel darf dem Abhängigen für den nächsten Tag, z. B. Sonn- oder Feiertag oder über das Wochenende, nicht mitgegeben werden. Dies gilt auch für den Arzt. Ausnahme: Codein und Dihydrocodein (s. nächsten Abschnitt).
4. Der Abhängige soll nicht feststellen können, wo das Substitutionsmittel in der Apotheke lagert.
5. Das Substitutionsmittel sollte nur während der Öffnungszeiten der Apotheke verabreicht werden, damit ein zweiter Mitarbeiter anwesend ist.
6. Die Nachweisführung über die Abgänge des Substitutionsmittels ist patientenbezogen zu dokumentieren.

Eigenverantwortliche Einnahme des Substitutionsmittels „Take-Home"

Eine Verschreibung über ein Substitutionsmittel, die zur eigenverantwortlichen Einnahme, dem sogenannten „Take Home", ausgestellt wird, muss die Buchstaben „S" und „T" enthalten und die Reichdauer in Tagen angeben, z. B. durch Angabe der Wochentage oder Daten.

Es dürfen Arzneimittel mit den Wirkstoffen *Methadon, Levomethadon, Buprenorphin, Morphin, Codein oder Dihydrocodein*, oder andere für die Substitution zugelassene Arzneimittel verschrieben werden (keine Arzneimittel mit Cocain).

Zeigt die Substitution eines Patienten **einen stabilen Verlauf** und ist der Patient auf eine gleichbleibende Dosierung eingestellt, kann der Arzt dem Patienten „Take Home"-Verschreibungen ausstellen. Hierbei kann der Arzt die Take-Home-Verschreibung für bis zu 7 *aufeinanderfolgende* Tage, oder in begründeten Einzelfällen auch für bis zu 30 *aufeinanderfolgende* Tage, ausstellen. Ein begründeter Einzelfall liegt z. B. vor, wenn der Patient in den Urlaub fahren möchte, oder durch seine Arbeit bedingt länger als 7 Tage nicht die Möglichkeit hat, sich eine neue Verschreibung über das Substitutionsmittel beim Arzt abzuholen. Der Umstand ist dem Arzt aber in geeigneter Weise nachzuweisen und der Arzt muss dies dokumentieren.

Grundsätzlich darf der Arzt Substitutionsmittel zur eigenverantwortlichen Einnahme nur einzeldosiert und in kindergesicherter Verpackung verordnen. Dem Patienten wird diese Verschreibung möglichst vom Arzt persönlich mitgegeben. Bisher galt, dass der Patient jede Woche das Rezept beim Arzt abholen muss, so dass der Arzt sich einen Eindruck vom gesundheitlichen Zustand des Patienten machen kann. Da während der Pandemie erlaubt wurde, dass der Patient nicht nach 7 Tagen wieder persönlich erscheinen muss, hat man die Regelung nun übernommen. Innerhalb von 30 Tagen muss der Patient nun einmal persönlich erscheinen und die weiteren Verschreibungen in diesen 30 Tagen können nach telemedizinischer Konsultation vom Arzt ausgestellt werden (Postzustellung der Verschreibung ist möglich). Der Patient löst diese Verschreibung dann in der Apotheke ein und nimmt das Substitutionsmittel eigenverantwortlich zu Hause ein.

Das Substitutionsmittel darf von der Apotheke nur in einer für intravenöse Zwecke nicht bestimmten Form mitgegeben werden. Da beispielsweise Tropfen von dem Abhängigen injiziert werden können, empfiehlt sich der Zusatz eines Verdickungsmittels (Zusatz von 1 Prozent Carmellose-Na 400 oder Hydroxyethylcellulose bzw. Himbeersirup oder Lösung in 70 Prozent Sorbit-Lösung, siehe auch NRF 29.1., 29.2. und Stammlösung S. 20.). Die Verschreibung eines solchen Zusatzstoffes ist nach Auskunft der Bundesopiumstelle zwar sinnvoll, aber nicht zwingend.

Der Arzt darf einem Substitutionspatienten, der normalerweise noch kein Take-Home erhält (vermutlich wegen eines noch **nicht stabilen Verlaufes**), ausnahmsweise ein Substitutionsmittel in der bis zu 7 *aufeinanderfolgenden* Tagen benötigten Menge verschreiben, wenn die Substitution vorübergehend nicht anders gewährleistet werden kann (z. B. an einem Wochenende oder über Feiertage) und eine Fremd- oder Eigengefährdung soweit wie möglich ausgeschlossen ist. Dies aber nur, sofern der Verlauf der Behandlung es zulässt. Diese Verschreibung ist, außer mit dem Buchstaben „S“, zusätzlich ebenfalls mit dem Buchstaben „T“ zu versehen. Auch die Reichdauer der Verschreibung in Tagen muss angegeben werden.

Der substituierende Arzt kann auch patientenindividuelle Zeitpunkte festlegen, in denen Teilmengen des Substitutionsmittels an den Patienten in der Apotheke zur eigenverantwortlichen Einnahme abgegeben werden und zum anderen zum unmittelbaren Verbrauch in der Arztpraxis oder Apotheke überlassen werden sollen (Mischrezept). Die Vorgaben können auf dem Betäubungsmittel-Rezept oder auf einem Extradokument vermerkt werden. In der Apotheke wird am Tage der ersten Abgabe die gesamte Menge des verschriebenen Substitutionsmittels für den Patienten hergestellt und ihm zugeordnet. In der patientenbezogenen Datei wird dann der Abgang vermerkt, jeweils mit dem Hinweis, ob es sich um eine Abgabe für Take Home oder um eine Abgabe zum unmittelbaren Verbrauch handelt (http://www.bfarm.de/SharedDocs/Formulare/DE/Bundesopiumstelle/BtM/patientenbezogene.html).

Für **Auslandsaufenthalte** (dies wäre ein begründeter Einzelfall Nach § 5 BtMVV) des Opiatabhängigen kann der Arzt zur Sicherstellung der Versorgung auch eine Menge Substitutionsmittel für einen längeren Zeitraum als sieben Tage verschreiben und ihm dessen eigenverantwortliche Einnahme erlauben. Allerdings dürfen diese Verschreibungen insgesamt die für bis zu 30 Tage benötigte Menge des Substitutionsmittels nicht überschreiten (dies gilt auch für Verschreibungen von Betäubungsmitteln für nicht opiatabhängige Personen, die mit den Betäubungsmitteln in das Ausland reisen möchten).

Bei der Einreise in ein anderes Land kann die Mitführung eines bestimmten Substitutionsmittels auch verboten sein oder es müssen spezielle Auflagen beachtet werden. Daher empfiehlt es sich, vor Reiseantritt mit der Botschaft oder dem Konsulat des betreffenden Landes Kontakt aufzunehmen.

Das „Institut zur Förderung qualitativer Drogenforschung, akzeptierender Drogenarbeit und rationaler Drogenpolitik (INDRO e. V.)“ bietet auf seiner Homepage Informationen zu den Reisebestimmungen für Substitutionspatienten von fast 200 Staaten sowie die erforderlichen Bescheinigungen in der jeweiligen Amtssprache an (www.indro-online.de). Siehe auch Kapitel „Mitnahme von Betäubungsmitteln ins Ausland“.

Viele Patienten und Ärzte wissen nicht, dass für Auslandsreisen eine Bescheinigung zum Mitführen von Betäubungsmitteln benötigt wird. Für Länder, die dem sogenannten Schengener Abkommen beigetreten sind, handelt es sich um die „Bescheinigung für das Mitführen von Betäubungsmitteln im Rahmen einer ärztlichen Behandlung-Artikel 75 des Schengener Durchführungsübereinkommens“, welches auf der Internetseite der Bundesopiumstelle heruntergeladen werden kann. Für Reisen in alle anderen Länder wird die Bescheinigung „Certificate for the carrying by travellers under treatment of medical preparations containing narcotic drugs and/or psychotropic substances“ empfohlen, die ebenfalls auf der Seite der Bundesopiumstelle heruntergeladen werden kann. Diese Dokumente müssen vom behandelnden Arzt ausgefüllt werden und dann von einer zuständigen Behörde (meist dem Gesundheitsamt) bestätigt werden.

Auch **„Codein“** oder **„Dihydrocodein“** als BtM können als „Take-Home-Bedarf“ verordnet werden. Jedoch: Nach Verabreichung jeweils einer Dosis zum unmittelbaren Verbrauch kann der Arzt die für **einen** Tag zusätzlich benötigte Menge verschreiben; sie wird dem Abhängigen in abgeteilten Einzeldosen und in kindergesicherter Verpackung ausgehändigt und die eigenverantwortliche Einnahme gestattet. Der Arzt darf für zwei aufeinander folgende Tage beziehungsweise über ein Wochenende oder Feiertage hinaus fünf Tage, insgesamt sieben Tage, in besonderen Einzelfällen bis zu 30 Tagen verschreiben. Das BtM-Rezept ist mit den Buchstaben „S“ und „T“ in dieser Reihenfolge zu kennzeichnen. Auch hier kann der substituierende Arzt patientenindividuelle Zeitpunkte festlegen, an denen Teilmengen des Substitutionsmittels in der Apotheke oder der Praxis oder zum unmittelbaren Verbrauch dem Patienten überlassen werden. Das BtM-Rezept darf bei der Vorlage in der Apotheke vor nicht mehr als 7 Tagen ausgestellt worden sein, jedoch noch später beliefert werden. Damit sind Take-home-Verordnungen bis zu 30 Tage für spätere Abgaben von Teilmengen möglich. Dies geschieht in der gleichen Weise, wie es für die anderen Substitutionsmittel vorgeschrieben ist. Über die Nachweisführung siehe „Nachweis des Verbleibs“.

Substitution mit Diamorphin (Heroin)

Die Substitution von Schwerstabhängigen mit Diamorphin ist aufgrund der BtMVV erlaubt. Um Missbrauch zu verhindern, ist die Abgabe jedoch an besondere Bedingungen geknüpft.

Die Substitution mit Diamorphin ist nur Einrichtungen gestattet, die dazu eine Erlaubnis der zuständigen Behörde haben und personelle und sächliche Voraussetzungen erfüllen.

Die zur Substitution zugelassenen Zubereitungen mit Diamorphin dürfen nur auf BtM-Rezept und nur vom Hersteller an Einrichtungen mit einer Erlaubnis abgegeben werden (die Apotheke ist nicht involviert).

Die Substitution mit Diamorphin ist nur für Personen gestattet, die seit mindestens 5 Jahren und durch überwiegend intravenösen Konsum von Opiaten abhängig sind. Vor Beginn der Substitution müssen mindestens zwei erfolglos beendete Therapien stattgefunden haben und der Abhängige muss mindestens 23 Jahre alt sein.

Substitutionsregister

Die Bundesopiumstelle führt ein Substitutionsregister. Seit 1. Juli 2002 muss der Arzt das Datum der ersten Verschreibung eines Substitutionsmittels für einen Abhängigen (dessen Name muss hierfür in einen bestimmten Code umgewandelt werden) dem Bundesinstitut für Arzneimittel und Medizinprodukte schriftlich oder in elektronischer Form mitteilen. Das Verfahren ist in § 5a der BtMVV beschrieben.

Auf diese Weise soll ermittelt werden können, ob sich Opiatabhängige Substitutionsmittel von mehreren Ärzten verschreiben lassen. Von der Bundesopiumstelle wird auf der Internetseite des Bundesinstitut für Arzneimittel und Medizinprodukte (BfArM) ein entsprechendes Formular für die schriftliche Meldung angeboten, das heruntergeladen werden kann (www.bfarm.de → Bundesopiumstelle).

Homöopathische Betäubungsmittel

Homöopathische Betäubungsmittel unterliegen grundsätzlich dem Betäubungsmittelgesetz und der Betäubungsmittelverschreibungsverordnung. Homöopathische Betäubungsmittel, die Papaver somniferum enthalten, sind nur bis einschließlich D3 oder Opium nur bis einschließlich D6 auf einem Betäubungsmittelrezept zu verschreiben, Papaver somniferum ab D4 oder Opium ab D7 ist lediglich verschreibungspflichtig, da es sich hierbei laut Anlage III des BtMG um ausgenommene Zubereitungen handelt.

Therapeutische Verwendung von Cannabis

Cannabis (Pflanzen und Pflanzenteile der zur Gattung Cannabis gehörenden Pflanzen) ist seit 2017 in der Anlage III des BtMG gelistet (zuvor in Anlage I) und somit seitdem auf einer Betäubungsmittelverschreibung verschreibungsfähig.

Aus Gründen der Sicherheit und Kontrolle und der Versorgung mit Cannabis standardisierter Qualität sind nur solche Produkte verkehrs- und verschreibungsfähig, die aus dem Anbau staatlicher Kontrolle stammen. Diese Kontrolle übernimmt die zu diesem Zweck gegründete Cannabisagentur der Bundesopiumstelle, die in Deutschland Aufträge zum Anbau von medizinischem Cannabis vergeben hat und nach dessen Ernte auch über die Weitergabe wacht. Zurzeit ist die Ernte in Deutschland noch nicht so hoch, dass der komplette Bedarf an Cannabis gedeckt werden kann, daher ist auch der Import von Cannabis aus den Niederlanden oder Kanada noch erlaubt. Über die Importeure, die über eine Erlaubnis verfügen Cannabis zu importieren, kann man sich als Apotheke auf der Seite der Bundesapothekerkammer unter „FAQ Cannabisgesetz" informieren. Diese FAQs beantworten auch viele Fragen zur Abgabe von Cannabis (www.abda.de).

Nach dem Import von Cannabis ist daran zu denken, dass dies in die Importdokumentation eingetragen werden muss. Es handelt sich bei diesen Importen nicht um Fertigarzneimittel, sondern um Ausgangsstoffe. Das bedeutet, das Cannabis muss zumindest auf Identität geprüft werden, wenn ein valides Prüfzertifikat beiliegt.

Prüfvorschriften finden sich im DAB 2020 und im DAC, die Monografien zu Cannabisblüten enthalten.

Cannabisblüten sollen vor Licht geschützt und bis maximal 25 Grad Celsius gelagert werden, so dass eine Lagerung im Wertschutzschrank für Betäubungsmittel problemlos erfolgen kann.

Erhält die Apotheke eine Betäubungsmittelverschreibung über Cannabis, sollte sie sich beim Patienten erkundigen, ob bereits eine Genehmigung der Krankenkasse zur Versorgung vorliegt. Die Genehmigung muss vom Patienten vor der erstmaligen Belieferung einer Cannabisverschreibung eingeholt werden.

Zu beachten ist auch, dass auf der Verschreibung die genaue Bezeichnung der Cannabissorte angegeben ist, da es viele verschiedene Sorten von Cannabis gibt, die einen unterschiedlichen Wirkstoffgehalt an Tetrahydrocannabinol und Cannabidiol aufweisen. Nur bei Angabe der Sorte ist die Bezeichnung des Cannabis eindeutig. Sollte die verschriebene Sorte nicht lieferbar sein, darf sie von der Apotheke nicht einfach ausgetauscht werden. Hier ist die Rücksprache mit dem Arzt erforderlich. Der Arzt darf auch mehrere Sorten Cannabisblüten aufschreiben.

Verschreibung für den Rettungsdienst

Zur Vereinfachung der Verschreibung von Betäubungsmitteln für den Rettungsdienst (Rettungswachen, Notfalleinsatzfahrzeuge) hat man diese rechtlich den Krankenhausstationen gleichgesetzt, so dass die Betäubungsmittel analog den Verschreibungen für Krankenhausstationen auf Betäubungsmittel-Anforderungsscheinen verschrieben werden.

Sie dürfen nur von dem Arzt, der ein Krankenhaus oder eine Teileinheit dieses Hauses leitet oder in Abwesenheit des Leiters Aufsicht führt (auch Ärzte im Krankenhaus können benannt werden, um für den Rettungsdienst zu verschreiben), oder vom zuständigen leitenden Notarzt verordnet werden. Der verschreibende Arzt muss beauftragt sein.

Der Träger oder derjenige, der den Rettungsdienst durchführt, hat mit einer Apotheke die Belieferung und die mindestens halbjährliche Überprüfung der Betäubungsmittel schriftlich zu vereinbaren (Versorgungsvertrag). Die Betäubungsmittel müssen durch einen Apotheker der Apotheke auf einwandfreie Beschaffenheit sowie ordnungsgemäße und sichere Lagerung überprüft werden. Bei Mängeln ist zu deren Beseitigung eine Frist zu setzen, bei deren Nichteinhaltung die zuständige Landesbehörde zu unterrichten ist. Der Nachweis über Verbleib und Bestand ist in jeder Teileinheit des Rettungsdienstes zu dokumentieren und unterliegt der Verantwortung des verschreibenden Arztes.

Außer für den Rettungsdienst werden Betäubungsmittel für den Stationsbedarf von Krankenhäusern und für den Notfallbedarf eines Hospizes oder einer Spezialisierten ambulanten Palliativversorgung auf Betäubungsmittelanforderungsscheinen verschrieben.

Das BtM-Rezept

Betäubungsmittel-Rezeptformulare werden von der Bundesopiumstelle (www.bfarm.de → Bundesopiumstelle) auf Anforderung personenbezogen an die Ärzte ausgegeben, das heißt, jeder Arzt hat seine eigenen Betäubungsmittel-Rezeptformulare und darf nur diese verwenden. Die Formulare sind mit der individuellen Betäubungsmittelnummer des betreffenden Arztes, dem Ausgabedatum und der laufenden Nummer codiert. Bei einem Wechsel des Wohnortes oder der Praxis nimmt der Arzt seine Betäubungsmittel-Rezeptformulare mit. Die Adressenänderung hat er der Bundesopiumstelle schriftlich mitzuteilen. Wird bei der Ausfertigung eines Betäubungsmittel-Rezeptes der Stempel einer Gemeinschaftspraxis verwendet, muss der Name des verschreibenden Arztes zusätzlich kenntlich gemacht werden. Lässt sich ein Arzt im Urlaub oder wegen Krankheit vertreten, muss der Vertreter auf den Verschreibungen mit „i. V." oder „in Vertretung" unterschreiben. Jeder Arzt muss seine Betäubungsmittelrezepte unter Verschluss lagern, so dass ein Zugriff Unbefugter nicht möglich ist.

Das Rezeptformular für Betäubungsmittel

Das Rezeptformular macht eine Prüfung auf Echtheit möglich. Unter UVA-Licht verändert das gelbliche Formular seine Farbe, die schwarze Rezeptnummer fluoresziert grünlich. Die BtM-Rezept-Formulare haben eine deutlich erkennbare 9-stellige Rezeptnummer.

Betäubungsmittelverschreibungen aus dem Ausland dürfen in Deutschland nicht beliefert werden.

Angaben auf dem BtM-Rezept

Auf dem BtM-Rezept sind anzugeben:

- Name, Vorname und Anschrift des Patienten, sowie das Geburtsdatum
- Bei tierärztlichen Verordnungen die Tierart sowie der Name, Vorname und die Anschrift des Tierhalters
- Für den Bedarf in einer Praxis die Angabe „Praxisbedarf" (nur dieser Ausdruck ist zulässig)
- Der Name des verschreibenden Arztes, Zahnarztes oder Tierarztes, seine Berufsbezeichnung – der Dr.-Titel allein ist nicht ausreichend –, und die Anschrift sowie die Telefonnummer
- Das Ausstellungsdatum; die Verschreibungen müssen innerhalb von 7 Tagen (plus Ausstellungstag) in der Apotheke vorgelegt werden. Liegt das Rezept in dieser Frist vor, darf es auch noch später beliefert werden. Damit hat sich die Problematik bei Rezepten für Importe von Betäubungsmitteln auch erübrigt.
- Die Bezeichnung des Betäubungsmittels. Nur wenn das Betäubungsmittel durch eine Bezeichnung nicht eindeutig bestimmt ist, jeweils zusätzlich Bezeichnung und Gewichtsmenge des enthaltenen Betäubungsmittels, bei abgeteilten Zubereitungen je abgeteilter Form, und die Darreichungsform.
- Die Menge des verschriebenen Betäubungsmittels in Gramm oder Millilitern, Stückzahl der abgeteilten Form. Damit ist die Angabe N1, N2, N3 nicht zulässig, auch wenn von dem betreffenden Betäubungsmittel nur eine einzige Packungsgröße im Handel ist.
- Bei Substitutionsverordnungen der Buchstabe „S". Sollte der Arzt feststellen, dass die Einnahme unter Aufsicht des Substitutionsmittels nicht mehr erforderlich ist, darf er es zum eigenverantwortlichen Verbrauch auch für sieben bzw. 30 Tage verordnen. In diesem Fall ist das Betäubungsmittelrezept mit einem „S" und „T" in dieser Reihenfolge zu versehen.
- Im Falle einer Notfallverschreibung der Buchstabe „N", bei Betäubungsmitteln für Schiffe der Buchstabe „K".
- Die Gebrauchsanweisung mit Einzel- und Tagesgaben oder, falls sie dem Patienten schriftlich übergeben worden ist, der Hinweis auf diese schriftliche Gebrauchsanweisung. Die Angabe „Dj" (bedeutend: ja, es liegt eine schriftliche Gebrauchsanweisung vor) ist nicht zulässig.
- Eindeutig definiert: „3-mal täglich 10 Tropfen" o. Ä. Nicht eindeutig definiert: „Bei Bedarf 1 Tabl."
- Die eigenhändige Unterschrift des verschreibenden Arztes, Zahnarztes oder Tierarztes, im Vertretungsfall zusätzlich der Vermerk, i. V."

Nach § 8 Abs. 1 BtMVV dürfen auf einem Betäubungsmittel-Rezept neben Betäubungsmitteln auch andere Arzneimittel oder Hilfsmittel, nicht jedoch diese allein verschrieben werden.

Als Fax übermittelte Verschreibungen sind keine gültigen Verordnungen, ihre Belieferung durch die Apotheke ist unzulässig.

Alle Angaben bis auf die eigenhändige Unterschrift und der Vermerk „i. V." können auch durch eine andere Person als dem verordnenden Arzt oder maschinell gemacht werden.

Auf allen BtM-Verschreibungen, Ausnahme Diamorphin (Heroin), die nicht ordnungsgemäß ausgestellt worden sind, kann der Apotheker nach Rücksprache mit dem Arzt, Zahnarzt oder Tierarzt Korrekturen vornehmen. Ist eine Korrektur nicht möglich, weil beispielsweise der verschreibende Arzt nicht erreichbar ist, dürfen das verschriebene Betäubungsmittel oder Teilmengen davon abgegeben werden, wenn ein dringender Fall vorliegt und der Apotheker sich über die Identität der Person Gewissheit verschafft hat. Der Arzt ist nachträglich zu benachrichtigen. Korrekturen sind vom Apotheker auf Teil I und II, durch den Arzt auf Teil III zu vermerken. Das Ausstellungsdatum darf nicht verändert werden.

Alten- oder Pflegeheime, Hospize, ambulante spezialisierte Palliativversorgung (SAPV)

Immer wieder wurde und wird diskutiert, dass viele angebrochene Betäubungsmittel von verstorbenen Patienten oder auch einfach nicht mehr benötigte Betäubungsmittel entsorgt werden, deren Verfallsdatum noch nicht abgelaufen ist und die man eigentlich weiterverwenden könnte. Der Gesetzgeber hat ein paar wenige Ausnahmen geschaffen, damit die Weiterverwendung von Betäubungsmitteln in eng eingegrenzten Ausnahmefällen möglich ist.

Der Arzt, der ein Betäubungsmittel für einen Bewohner der drei oben genannten Einrichtungen verordnet, kann bestimmen, dass das Betäubungsmittelrezept und das Betäubungsmittel dem Patienten nicht ausgehändigt werden. In diesem Fall wird das Betäubungsmittelrezept vom eingewiesenen Personal der Arztpraxis, des Hospizes oder einer SAPV in der Apotheke eingelöst und getrennt von anderen Betäubungsmitteln in der jeweiligen Einrichtung gelagert.

Bei diesem Verfahren lagert der Arzt das Betäubungsmittel unter seiner Verantwortung in der Einrichtung und beauftragt das Pflegepersonal mit der Verwaltung des Betäubungsmittels. Das Personal führt die Nachweisdokumentation patientenbezogen, wie bei jedem anderen Betäubungsmittel auch, jedoch muss der verschreibende Arzt die Dokumentation regelmäßig auf seine Richtigkeit überprüfen.

Sollte nun einer der Bewohner dieser Einrichtung, bei der der Arzt verfügt hat, dass das Betäubungsmittel dem Patienten nicht ausgehändigt wird, ein Betäubungsmittel nicht mehr benötigen, kann der Arzt dies

- einem anderen Patienten in dieser Einrichtung verschreiben.
  Dazu benutzt der Arzt ein Betäubungsmittelrezept, welches nicht in der Apotheke eingelöst wird, sondern welches zu Dokumentationszwecken über den Verbleib des Betäubungsmittels dient. Teil I verbleibt bei der patientenbezogenen Dokumentation des „abgebenden Patienten", Teil II bleibt bei der patientenbezogenen Nachweisführung des „empfangenden Patienten" und Teil III verbleibt beim Arzt.
- an eine Apotheke mit einem Versorgungsvertrag für ein Pflegeheim, ein Hospiz oder SAPV geben. Hierbei muss es sich um eine Apotheke handeln, die einen Versorgungsvertrag mit einer der genannten Einrichtungen hat. Es muss nicht zwingend die Apotheke sein, die einen Vertrag mit der Einrichtung hat, aus der das Betäubungsmittel stammt. Der Zugang, bei dem es sich auch um angebrochene Packungen handeln kann, muss in der Apotheke getrennt von den anderen Betäubungsmitteln gelagert und dokumentiert werden. Zu beachten ist hierbei, dass die Apotheke darüber entscheidet, ob dieses Betäubungsmittel nochmals abgegeben werden kann, da die Apotheke für die einwandfreie Qualität haftet. Sollte das Betäubungsmittel nochmals verschrieben und abgegeben werden, kann die Apotheke mit dem Teil II der Verschreibung lediglich den Festzuschlag zuzüglich Mehrwertsteuer abrechnen, da das Betäubungsmittel bereits mit der Krankenkasse des vorherigen Patienten abgerechnet wurde.
- in den Notfallvorrat in einem Hospiz oder einer SAPV überführen.
  In diesem Fall kann der Arzt das bereits verschriebene Betäubungsmittel in den für Hospize und SAPV erlaubten Notfallvorrat überführen.

Notfallvorrat in Hospizen und der ambulanten spezialisierten Palliativversorgung (SAPV)

Hospize und Einrichtungen der SAPV (nicht in Alten- und Pflegeheimen!) dürfen in ihren Räumen einen Vorrat an Betäubungsmitteln für den unvorhersehbaren, dringenden und kurzfristigen Bedarf (Notfallvorrat) bereithalten. Wird davon Gebrauch gemacht, müssen

- ein oder mehrere Ärzte damit beauftragt werden, diesen Notfallvorrat auf Betäubungsmittelanforderungsscheinen zu verschreiben. Der betreffende Arzt darf diese Betäubungsmittel für den durchschnittlichen Zweiwochenbedarf, mindestens jedoch die kleinste Packungseinheit verschreiben. Die Vorratsmenge darf für jedes Betäubungsmittel den durchschnittlichen Monatsbedarf für Notfälle nicht überschreiten.

- die lückenlose Nachweisführung über Auf- und Entnahme in bzw. aus dem Notfallvorrat durch interne Regelungen mit den Ärzten und Pflegekräften sichergestellt werden, und
- die Lieferungen der Betäubungsmittel für den Notfallbedarf mit einer Apotheke schriftlich vereinbart werden. Die Apotheke zeigt die Vereinbarung der zuständigen Landesbehörde an.

Die Apotheke muss den Notfallvorrat mindestens halbjährlich auf einwandfreie Beschaffenheit sowie ordnungsgemäße und sichere Lagerung überprüfen. Es ist ein Protokoll zu erstellen. Bei Mängeln ist zu deren Beseitigung eine Frist zu setzen, bei deren Nichtbeachtung die zuständige Landesbehörde zu unterrichten ist.

Unter bestimmten Bedingungen, siehe vorherigen Abschnitt, kann der Arzt ein bereits verschriebenes Betäubungsmittel, welches von einem Patienten im Hospiz oder einer Einrichtung der SAPV nicht mehr benötigt wird, in den Notfallvorrat des Hospizes oder der Einrichtung der SAPV überführen. Eine lückenlose Dokumentation wird hierbei vorausgesetzt.

Abgabe von Betäubungsmitteln durch den Arzt an ambulante Palliativpatienten

Grundsätzlich ist es verboten, dass ein Arzt Betäubungsmittel an seine Patienten abgibt (Straftat). Es gibt jedoch eine Ausnahme, in der der Arzt dazu berechtigt ist.

In § 13 Betäubungsmittelgesetz ist verankert, dass ein Arzt an einen ambulant behandelten Palliativpatienten ein Fertigarzneimittel, welches einen Stoff der Anlage III enthält, und welches er bei sich hat, unter den folgenden Voraussetzungen abgeben darf:

- Es ist erforderlich, dass der Patient sofort behandelt werden muss.
- Eine Verschreibung des Betäubungsmittels ist nicht möglich, da die Verschreibung nicht zeitnah beliefert werden kann.

Dies ist der Fall, wenn eine Apotheke, die in einer kreisfreien Stadt, innerhalb desselben oder eines benachbarten Kreises liegen muss, das Betäubungsmittel nicht vorrätig hat oder nicht rechtzeitig beschaffen kann. Sofern das Betäubungsmittel in der Apotheke doch zur Verfügung steht, ist Voraussetzung, dass der Patient das Betäubungsmittel nicht selbst besorgen kann, eine Person, die ihn versorgt nicht vorhanden ist oder aufgrund eingeschränkter Leistungsfähigkeit nicht zur Besorgung des Betäubungsmittels in der Lage ist.

Der **Arzt** muss sich bei der Apotheke erkundigen, ob das Betäubungsmittel vorrätig ist, beziehungsweise wann es geliefert werden kann. Über das Ergebnis seiner Recherche hat er Aufzeichnungen zu machen, die drei Jahre vom Datum der Überlassung des Betäubungsmittels an den Patienten gerechnet, aufzubewahren sind. Die Dokumentation muss enthalten

- den Namen des Patienten sowie den Ort, das Datum und die Uhrzeit der Behandlung,
- den Namen der Apotheke und des Apothekers, bzw. seiner vertretungsberechtigten Person, mit der er gesprochen hat,
- die Bezeichnung des Betäubungsmittels, nach dem er gefragt hat,
- die Auskunft der Apotheke, ob das Betäubungsmittel zum Zeitpunkt der Anfrage vorrätig ist, oder bis wann es zur Abgabe bereitsteht, und
- Angaben zu den Voraussetzungen, die zur Abgabe des Betäubungsmittels an den ambulant behandelten Palliativpatienten geführt haben.
- Wenn das Betäubungsmittel dem ambulant behandelten Palliativpatienten durch den Arzt überlassen wird, hat er dem Patienten bzw. der ihn versorgenden Person die ordnungsgemäße Anwendung des Betäubungsmittels zu erläutern und eine schriftliche Gebrauchsanweisung mit Einzel- und Tagesgaben auszuhändigen.

Die **Apotheke** muss Aufzeichnungen über die Anfrage machen, die drei Jahre, gerechnet vom Datum der Anfrage an, aufzubewahren sind. Die Dokumentation muss enthalten

- das Datum und die Uhrzeit der Anfrage,
- den Namen des Arztes,
- die Bezeichnung des Betäubungsmittels, nach welchem gefragt wurde,
- die Angabe, ob das Betäubungsmittel vorrätig ist, oder bis wann es zur Abgabe bereitsteht.

Die Apotheke muss die genannten Punkte dokumentieren, unabhängig davon, ob das Betäubungsmittel vorrätig ist oder nicht, abgegeben wurde oder nicht.

Abgabe des Betäubungsmittels

Bei der Abgabe des Betäubungsmittels hat der Apotheker auf Teil I des Formblattes folgende Angaben zu machen:

- Name oder Firma und Anschrift der Apotheke.
  Es ist die **komplette** Anschrift der Apotheke anzubringen. Alternativ kann auf die Rückseite des Rezeptes der Apothekenstempel gesetzt werden. Die IK-Nummer ist nicht ausreichend, da für den Prüfer der Unterlagen nicht sofort die Adresse ersichtlich wird.

- Abgabedatum und Namenszeichen des Abgebenden
  Als Namenszeichen des Abgebenden ist die Bediener-Nummer bzw. ein per EDV aufgetragenes Namenszeichen nicht ausreichend, da die Bediener-Nummer auch von anderen Mitarbeitern genutzt werden könnte. Fallen Rezeptannahme und Arzneimittelabgabe zeitlich nicht zusammen, sind in jedem Fall ein zweites Namenszeichen und das entsprechende Abgabedatum anzubringen.

Die Angabe der Betäubungsmittel-Nummer der Apotheke ist nicht mehr erforderlich.

Die Aufbewahrungsfrist der Anforderungsscheine und die Teile III der Betäubungsmittel-Verordnungen beträgt drei Jahre, gerechnet ab dem Abgabedatum.

Mitnahme von Betäubungsmitteln ins Ausland

Aufgrund des Schengener Durchführungsabkommens können ärztlich verschriebene Betäubungsmittel in einer für die Reise angemessenen Menge als persönlicher Reisebedarf nach Belgien, Dänemark, Estland, Finnland, Frankreich, Griechenland, Italien, Kroatien, Lettland, Liechtenstein, Litauen, Luxemburg, Malta, Niederlande, Österreich, Polen, Portugal, Schweden, Slowakei, Slowenien, Spanien, Tschechien, Ungarn sowie die Nicht-EU-Staaten Norwegen, Island und Schweiz ausgeführt werden, wenn eine entsprechende Bescheinigung vorliegt. Diese ist durch den verschreibenden Arzt auszustellen und durch die zuständige Behörde (zumeist Gesundheitsamt) zu bestätigen. Die Bescheinigung ist 30 Tage gültig. Für den Reisebedarf darf der Arzt Betäubungsmittel für bis zu 30 Tagen verordnen. Die Staaten Zypern, Großbritannien und Irland sind dem Schengen-Abkommen bisher nicht beigetreten. Das Formular „Bescheinigung für das Mitführen von Betäubungsmitteln im Rahmen einer ärztlichen Behandlung-Artikel 75 des Schengener Durchführungsübereinkommens" kann auf der Internetseite der Bundeopiumstelle heruntergeladen werden.

Bei Reisen in andere Länder als die Schengen-Staaten rät die Bundesopiumstelle, eine mehrsprachige ärztliche Bescheinigung „Certificate for the carrying by travellers under treatment of medical preparations containing narcotic drugs and/or psychotropic substances." mitzuführen. Auch diese muss von der zuständigen Behörde bestätigt werden und sollte Angaben zu den Einzel- und Tagesdosen, Wirkstoffen und Reisedauer enthalten. Das Bundesinstitut für Arzneimittel und Medizinprodukte empfiehlt, sich schon bei der Vorbereitung der Reise an die Botschaft oder das Konsulat des Reiselandes zu wenden, welche Betäubungsmittel unter Umständen für die Einfuhr verboten sind.

Aktuelle Informationen einschließlich Formulare sowie die Liste der für die Bestätigung der Bescheinigungen zuständige Stellen können von den Internetseiten des BfArM (www.bfarm.de) heruntergeladen werden.

Wenn die Mitnahme von Betäubungsmitteln in das Reiseland nicht möglich ist, sollte geklärt werden, ob das betreffende Betäubungsmittel oder ein äquivalentes Arzneimittel am Urlaubsort verfügbar ist und durch einen dort ansässigen Arzt verschrieben werden kann.

Betäubungsmittel dürfen nicht von Personen für andere Personen im Reiseverkehr mitgenommen werden. Nur der jeweilige Patient, der die Betäubungsmittel benötigt, darf sie in seinem Reisegepäck mitführen. Das Versenden von Betäubungsmitteln in das Ausland ist ebenfalls verboten. Apotheken dürfen innerhalb von Deutschland Betäubungsmittel versenden, es ist jedoch nicht empfehlenswert, da nicht auszuschließen ist, dass das Betäubungsmittel verloren geht. Auch Apotheken mit Versandhandelserlaubnis ist das Versenden von Betäubungsmitteln ins Ausland durch das Verbot im Weltpostvertrag untersagt.

Betroffen von den oben genannten Regelungen sind auch ausgenommene Zubereitungen wie zum Beispiel Retardtabletten mit dem Wirkstoff Tilidin. Diese werden zwar nicht auf einem Betäubungsmittelrezept verschrieben, sind aber bei den Regelungen für Einfuhr, Ausfuhr und Durchfuhr von Betäubungsmitteln von den betäubungsmittelrechtlichen Vorschriften nicht ausgenommen.

Ärzte dürfen Betäubungsmittel im Rahmen karitativer Auslandseinsätze oder im kleinen Grenzverkehr als ärztlichen Praxisbedarf mitführen, wenn sie in angemessenen Mengen und zum Zweck der ärztlichen Berufsausübung oder erster Hilfeleistung verwendet werden.

Die Rechtsgrundlagen hierfür sind aber international nicht oder nur teilweise harmonisiert. Ärzte sollten sich deshalb vor Reiseantritt bei der diplomatischen Vertretung des Bestimmungslandes vergewissern, ob die Betäubungsmittel mitgenommen werden können oder sich gegebenenfalls erforderliche Genehmigungen bei der entsprechenden Überwachungsbehörde beschaffen müssen. (Formulare siehe www.bfarm.de → Bundesopiumstelle)

Notfallrezept

In Notfällen dürfen der Arzt, Zahnarzt oder Tierarzt Betäubungsmittel für einen Patienten, ein Tier oder den Praxisbedarf in einer für den Notfall notwendigen Menge auch auf einem normalen Rezeptformular verschreiben. Die Verordnung ist mit dem Wort „Notfall-Verschreibung" zu versehen, andernfalls darf das Betäubungsmittel nicht abgegeben werden. Die Apotheke muss möglichst vor Abgabe mit dem Arzt Kontakt aufnehmen und sich rückversichern, dass der Arzt diese Verschreibung ausgestellt hat. Zudem weiß der Arzt in manchen Fällen auch nicht, in welcher Apotheke die Notfall-Verschreibung eingelöst wurde und somit auch nicht, wohin er die Betäubungsmittelverschreibung nachreichen muss. Daher ist ein Anruf bei dem Arzt immer sinnvoll.

Der Arzt muss ein entsprechendes Betäubungsmittel-Rezept im Nachhinein ausstellen, auf dem der Buchstabe „N" angegeben ist, und der Apotheke am nächsten Werktag nachreichen. Notfall-Verschreibungen dürfen nicht beliefert werden, wenn das Rezept vor mehr als einem Tag ausgestellt wurde; Betäubungsmittel-Verschreibungen mit dem Buchstaben „N" dürfen auch nicht beliefert werden, da das Betäubungsmittel bereits abgegeben wurde. Die zunächst vorgelegte Notfall-Verschreibung muss an das nachgereichte Betäubungsmittelrezept angeheftet und 3 Jahre aufbewahrt werden. Die Ausnahmeregelung der Notfall-Verschreibung kann bei der Verschreibung von Substitutionsmitteln nicht angewendet werden.

Nachweis des Verbleibs

Statt der Aufzeichnung des Zu- und Abgangs und des aktuellen Bestandes der Betäubungsmittel, getrennt für jedes Betäubungsmittel auf Karteikarten oder in Betäubungsmittelbüchern (Krankenhausapotheke) mit fortlaufend nummerierter Seitenzahl, kann auch eine elektronische Dokumentation gewählt werden, sofern der Ausdruck der gespeicherten Angaben jederzeit in der Reihenfolge des amtlichen Formblattes gewährleistet ist. Der Zugang und Abgang und der aktuelle Bestand von Betäubungsmitteln sind nach Stückzahl, nicht nach Packungszahl zu dokumentieren, um auch den Verbleib von Anbrüchen ordnungsgemäß nachweisen zu können.

Bei flüssigen Zubereitungen enthält das Behältnis aus technischen Gründen etwas mehr Flüssigkeit als auf dem Behältnis angegeben. In der Regel wird diese Überfüllung im normalen Apothekenbetrieb nicht bemerkt. Wird das Betäubungsmittel jedoch für die Substitutionsbehandlung Abhängiger auf den Milliliter genau weiterverarbeitet, ist oft mehr Betäubungsmittel vorhanden als in der Dokumentation als Verbrauch ausgetragen werden muss. Diese Überfüllung muss als Zugang eingetragen werden, da sie auch bei der Herstellung der entsprechenden Zubereitung verwertet worden ist und damit als Abgang buchmäßig erfasst wird.

Für Zu- und Abgänge der Betäubungsmittel ist unter anderem die vollständige Adresse des verschreibenden Arztes, die Nummer des BtM-Rezepts beziehungsweise des BtM-Anforderungsscheines, des Lieferanten oder des Empfängers eines BtM einzutragen. Eine Postfachadresse reicht nicht aus. Um die ständige Wiederholung der Adressen auf der Nachweiskarte zu vermeiden, kann auch ein Schlüssel aus einer Buchstaben- und/oder Zahlenkombination verwandt werden. Damit trotz Verschlüsselung die vollständige Adresse identifiziert werden kann, reicht es aus, wenn die vollständigen Angaben in den amtlichen Unterlagen einmal in Verbindung mit dem Schlüssel eingetragen sind.

Werden die Bewohner eines Alten- oder Pflegeheimes, eines Hospizes oder der ambulanten spezialisierten Palliativversorgung (SAPV) auf Veranlassung eines Arztes durch das Pflegepersonal mit Betäubungsmitteln versorgt, ist der Verbleibsnachweis über Bezug und Verabreichung im Auftrag des behandelnden Arztes in der Einrichtung patientenbezogen zu führen, zum Beispiel auf der üblichen Karteikarte oder in einem BtM-Buch. Am Ende eines Kalendermonats ist die Übereinstimmung des Soll- mit dem Ist-Bestand durch Angabe des Prüfdatums und die Unterschrift des Arztes zu bestätigen.

Der Arzt, die Apotheke, das Alten- und Pflegeheim oder das Hospiz, die ein Substitutionsmittel unter Aufsicht an Abhängige verabreichen, müssen über Bestand und Verbleib Buch führen. Auch hier ist die Dokumentation patientenbezogen zu führen. Da diese Substitutionsmittel unter der Verantwortung des Arztes in den Einrichtungen lagern, muss er auch hier seiner monatlichen Kontrollfunktion nachkommen.

Der Apothekenleiter, in einer Filialapotheke der Filialleiter, hat die Eintragungen in der Betäubungsmitteldokumentation in seiner Apotheke am Ende jeden Kalendermonats zu überprüfen und nach Bestandsprüfung überall da mit seinem Namenszeichen und dem Prüfdatum zu bestätigen, wo sich der Bestand geändert hat. Soweit eine EDV-Dokumentation benutzt wird, kann der Prüfnachweis auf den jeweils monatlich zu erstellenden Ausdrucken geführt werden. BtM-Rezepte und Karteikarten sowie Betäubungsmittelbücher müssen, gerechnet ab letztem Ausstellungsdatum, drei Jahre aufbewahrt werden. Dies gilt auch, wenn der Verbleibsnachweis elektronisch geführt wird.

Im Falle längerfristiger Abwesenheit des Apothekenleiters ist der benannte vertretende Apotheker oder Apothekerassistent zur Kontrolle und Abzeichnung befugt.

Für die Dokumentation der Zugänge und Abgänge und dem Bestand von Betäubungsmitteln im Heim gibt es kein vorgeschriebenes Formular. Die Bundesopiumstelle bietet auf ihrer Homepage Formulare zur Nachweisführung von Betäubungsmitteln sowie zur patientenbezogenen Dokumentation an (www.bfarm.de → Bundesopiumstelle). Dieses berücksichtigt die besondere Situation in der Einrichtung: Das Pflegepersonal trägt auf dem Bogen Name und Geburtsdatum des Patienten sowie die Bezeichnung des Betäubungsmittels und den Namen des verschreibenden Arztes ein. Zur Versorgung werden Datum, Zugang, Abgang und Bestand sowie die Unterschrift der verantwortlichen Pflegekraft eingetragen. Unterschriften für die monatliche Überprüfung des Bestandes durch den verantwortlichen Arzt und die versorgende Apotheke sind ebenfalls möglich. Auch im Fachhandel sind Materialien zur Dokumentation erhältlich.

Krankenhausversorgung

Für den Bedarf einer Station darf nur der Arzt, Zahnarzt oder Tierarzt Betäubungsmittel verordnen, der ein Krankenhaus oder die Teileinheit eines Krankenhauses, beziehungsweise einer Tierklinik oder Zahnklinik, leitet oder in Abwesenheit des Leiters beaufsichtigt. Er darf alle die unter den einzelnen Tätigkeitsfeldern angegebenen Betäubungsmittel verschreiben, allerdings nur unter Beachtung der dort festgelegten Beschränkungen.

Diese Vorschrift gilt auch für Belegärzte eines Krankenhauses oder einer Zahnklinik, soweit die von ihm zu versorgenden Patienten in einer Station zusammengefasst sind. Verfügt der Belegarzt jedoch über Streubetten, so müssen die benötigten Betäubungsmittel für den einzelnen Patienten oder über Praxisbedarf verschrieben werden.

Es ist ein dreiteiliger Anforderungsschein zu verwenden, dessen einzelne Teile, wie beim Betäubungsmittel-Rezept vorgeschrieben, behandelt werden. Die Anforderungsscheine werden ebenso wie die BtM-Rezepte von der Bundesopiumstelle ausgegeben. Auf dem Anforderungsschein sind anzugeben:

- Name oder die Bezeichnung und die Anschrift der Einrichtung,
  für die der Stationsbedarf bestimmt ist,
- das Ausstellungsdatum,
- die Bezeichnung des Betäubungsmittels. Nur wenn das Betäubungsmittel nicht eindeutig bestimmt ist, jeweils zusätzlich die Bezeichnung und Gewichtsmenge des jeweils enthaltenen Betäubungsmittel je Packungseinheit, bei abgeteilten Zubereitungen je abgeteilter Form, und die Darreichungsform, oder die Menge des verschriebenen Arzneimittels in Gramm oder Milliliter, Stückzahl der abgeteilten Form ohne Beschränkung der Anzahl der Betäubungsmittel und ihrer Verschreibungshöchstmengen, aber, soweit Betäubungsmittel betroffen sind, die unter „Praxisbedarf" aufgeführt sind, unter Beachtung der dort festgelegten Beschränkungen über Bestimmungszweck, Darreichungsform und Gehalt,
- der Name des verschreibenden Arztes, Zahnarztes oder Tierarztes einschließlich der Telefonnummer, im Vertretungsfall darüber hinaus der Vermerk „i. V.",
- die Unterschrift des verschreibenden Arztes, Zahnarztes oder Tierarztes.

Alle Angaben bis auf die Unterschrift und den Vermerk „i. V." können auch durch eine andere Person als dem Verschreibenden oder maschinell gemacht werden.

Betäubungsmittel auf Schiffen

Nur ein von der zuständigen Behörde beauftragter Arzt darf für die Ausrüstung eines Schiffes Betäubungsmittel auf einem Betäubungsmittelrezept verordnen. Soweit es sich um Schiffe ohne Schiffsarzt handelt, die unter deutscher Flagge fahren, darf dieser jedoch nur Morphin verschreiben. Für Schiffe, die einen Schiffsarzt haben oder die nicht unter deutscher Flagge fahren, dürfen auch andere der in Anlage III BtMG bezeichneten Betäubungsmittel verschrieben werden.

Sofern der zuständige Arzt vor Auslaufen des Schiffes nicht verfügbar ist, kann die Apotheke Betäubungsmittel unter bestimmten Voraussetzungen zunächst auch ohne Verschreibung abgeben.

- Es sollen verbrauchte oder nicht mehr verwendbare Betäubungsmittel ersetzt werden.
- Es handelt sich um Betäubungsmittel, die für ein Schiff unter deutscher Flagge in einem ausländischen Hafen erworben worden sind und nun gegen die in Deutschland für Schiffe zugelassenen Betäubungsmittel ersetzt werden sollen.

Der Beauftragte der Apotheke muss sich davon überzeugen, dass die noch vorhandenen Betäubungsmittel nach Art und Menge mit den Eintragungen im Betäubungsmittel-Buch des Schiffes übereinstimmen. Bei der Abgabe der Betäubungsmittel ohne Betäubungsmittel-Verschreibung hat das für die Krankenfürsorge auf dem Schiff verantwortliche Mitglied der Besatzung den Empfang zu bestätigen.

Die Empfangsbestätigung muss enthalten:

1. die Bezeichnung der verschriebenen Betäubungsmittel und ihre Menge
2. das Abgabedatum
3. die Namen des Schiffes und des Reeders sowie den Heimathafen des Schiffes
4. die Unterschrift des verantwortlichen Mitglieds der Besatzung

Die Apotheke legt die Empfangsbestätigung unverzüglich dem von der zuständigen Behörde beauftragten Arzt zur nachträglichen Verschreibung vor. Das Betäubungsmittel-Rezept ist der Apotheke unverzüglich nachzureichen. Die Empfangsbestätigung wird an das Betäubungsmittel-Rezept angehängt, beide sind drei Jahre aufzubewahren. Haben die Voraussetzungen für die Abgabe der Betäubungsmittel an das Schiff nicht vorgelegen, ist die zuständige Behörde sofort zu benachrichtigen.

Für die Verschreibung des Betäubungsmittels gelten die Vorschriften des § 9 BtMVV. Statt der Gebrauchsanweisung und Name, Vorname und Anschrift des Patienten sind auf dem Betäubungsmittel-Rezept die Namen des Reeders und des Schiffes sowie sein Heimathafen anzugeben. Das Betäubungsmittel-Rezept ist mit Buchstabe „K" zu versehen.

2 Erwerb, Weitergabe und Rücknahme der Betäubungsmittel

Schriftlicher Erwerb der Betäubungsmittel

Betäubungsmittel werden nach der Betäubungsmittel-Binnenhandelsverordnung mit dem Abgabebelegverfahren vom Pharmazeutischen Großhandel bezogen. Der vierteilige BtM-Abgabebeleg besteht aus:

Teil 1: Abgabemeldung, den der Pharmazeutische Großhandel an die Bundesopiumstelle sendet

Teil 2: Lieferschein über den Bezug der Betäubungsmittel, den die Apotheke drei Jahre aufbewahren muss

Teil 3: Empfangsbestätigung, die nach Lieferung der Betäubungsmittel und Unterschrift durch einen Mitarbeiter der Apotheke zum Pharmazeutischen Großhandel zurückgesendet wird und dort ebenfalls drei Jahre aufbewahrt werden muss

Teil 4: Lieferscheindoppel, das nach Vorliegen der Empfangsbestätigung durch die Apotheke vom Pharmazeutischen Großhandel vernichtet wird.

Erwerber ist der Apothekenbetrieb als juristische Person. Es wird in der Binnenhandelsverordnung nicht vorgeschrieben, dass der Apothekenleiter die Empfangsbestätigung und den Lieferschein unterschreiben muss. Es ist daher zulässig, dass eine vom Apothekenleiter beauftragte Person, auch zum Beispiel pharmazeutisch-kaufmännische Angestellte oder pharmazeutisch-technische Assistenten, durch ihre Unterschrift den ordnungsgemäßen Empfang der Betäubungsmittel auf Teil 3 des Abgabebelegs bestätigen kann. Die Unterschrift muss mit einem Kugelschreiber vorgenommen werden.

Das Lieferscheindoppel wird nur benötigt, wenn der Lieferschein und die Empfangsbestätigung nicht mit der gelieferten Ware übereinstimmen, also ein Fehler unterlaufen ist. Der Apotheker oder seine Mitarbeiter müssen dann auf der Empfangsbestätigung den Fehler korrigieren und aufschreiben welches Betäubungsmittel tatsächlich geliefert wurde. Auf dem Lieferschein muss der Fehler ebenfalls korrigiert werden. Wenn der Großhändler dann die korrigierte Empfangsbestätigung erhält, überträgt er die Korrektur auf das Lieferscheindoppel und sendet dieses an die Bundesopiumstelle, damit auch die Bundesopiumstelle über die tatsächliche Lieferung informiert ist (diese hat die Abgabemeldung erhalten, die noch nicht korrigiert ist).

Es ist auch möglich, den Betäubungsmittelbezug vom Großhandel mit dem elektronischen Abgabebelegverfahren abzuwickeln, siehe Abschnitt „Elektronischer Erwerb der Betäubungsmittel".

Erwerb eines Betäubungsmittels aus einer anderen Apotheke im Rahmen der ambulanten Palliativversorgung

Nach § 15 Abs. 2 ApBetrO sind in der Apotheke Betäubungsmittel in transdermaler und transmucosaler Darreichungsform vorzuhalten. Diese sind in den von den Apothekerkammern unterhaltenen Nofalldepots nicht vorhanden. Die Apotheke kann es aber, wenn ein solches dringend zur ambulanten Palliativversorgung, die keinen Aufschub duldet, benötigt wird, auch von einer anderen Apotheke beziehen. Hierbei wird auch das Abgabebelegverfahren genutzt und auf allen vier Teilen des Abgabebelegs der Buchstabe „P" aufgebracht.

Hierbei muss es sich jedoch um „einen nicht aufschiebbaren Bedarf für einen ambulant versorgten Palliativpatienten" handeln. In diesem Fall darf die Apotheke ein Betäubungsmittel in den beiden genannten Darreichungsformen von einer anderen Apotheke beziehen, wenn man es selbst nicht vorrätig hat.

Die abgebende Apotheke sendet den Lieferschein und die Empfangsbestätigung an die empfangende Apotheke. Diese bestätigt auf beiden Teilen die Richtigkeit der Angaben und sendet die Empfangsbestätigung an die abgebende Apotheke zurück. Die abgebende Apotheke sendet die Abgabemeldung an die Bundesopiumstelle und behält selbst das Lieferscheindoppel und die Empfangsbestätigung, die aus der empfangenden Apotheke zurückgekommen ist. Durch das Aufbringen des Buchstaben „P" sieht die Bundesopiumstelle, dass es sich um die berechtigte Abgabe eines Betäubungsmittels von einer an eine andere Apotheke handelt.

Elektronischer Erwerb der Betäubungsmittel

Der Belegsatz kann auch elektronisch erzeugt werden. Dazu hat das Bundesinstitut für Arzneimittel und Medizinprodukte (www.bfarm.de) die Voraussetzungen für die Bearbeitung festgelegt:

- das elektronische Muster und das Format, in dem die elektronischen Dokumente einzureichen sind, und
- die Einzelheiten des Verfahrens, die bei der elektronischen Übermittlung einzuhalten sind, sowie die Standards der Verschlüsselung.

Die Abgabemeldung, die Empfangsbestätigung und die Lieferscheine sind durch den dafür Zuständigen, versehen mit dem elektronischen Abbild seiner Unterschrift, zu übermitteln. Der Ablauf des Verfahrens wird auf der Internetseite des Bundesinstituts für Arzneimittel und Medizinprodukte (www.bfarm.de) in der Bekanntmachung zum elektronischen BtM-Abgabebelegverfahren näher erläutert. Das gesamte Verfahren ist auch in einer Bekanntmachung der Bundesopiumstelle zur BtM-Binnenhandelsverordnung näher erläutert. Diese befindet sich als Text in der Rechtssammlung, die in jeder Apotheke vorzuhalten ist.

Einfuhr von Betäubungsmitteln

Die Einfuhr von Betäubungsmitteln ist erlaubnispflichtig. Die gewerbsmäßigen Importeure und Pharmazeutische Großhändler haben in der Regel eine entsprechende Erlaubnis des Bundesinstituts für Arzneimittel und Medizinprodukte (BfArM). Importeure und Großhändler verlangen vom Apothekenleiter durch Vorlage des Betäubungsmittel-Nummern-Bescheides (Ablichtung, Fax) den Nachweis, dass der Apothekenleiter der Bundesopiumstelle die Teilnahme am Betäubungsmittelverkehr angezeigt hat und somit zur Teilnahme am Betäubungsmittelverkehr berechtigt ist. Der Bescheid wird nach Vorlage der Betriebserlaubnisurkunde beim BfArM ausgestellt.

Nach § 73 Abs. 3 Nr. 1a AMG ist die Einfuhr von im Geltungsbereich des Arzneimittelgesetzes nicht zugelassenen Arzneimitteln nur dann zulässig, wenn kein hinsichtlich Wirkstoff und seiner Wirkstärke identisches Fertigarzneimittel in Deutschland im Verkehr ist.

Falls die Apotheke selbst von einem ausländischen Hersteller einführen will, benötigt sie eine Erlaubnis und zusätzlich eine Einfuhrgenehmigung. Beide werden von der Bundesopiumstelle im Bundesinstitut für Arzneimittel und Medizinprodukte (BfArM, www.bfarm.de) auf Antrag erteilt. Da Betäubungsmittel möglicherweise nicht innerhalb sieben Tagen eingeführt werden können, ist auch hier lediglich die Vorlage der Verschreibung innerhalb der 7 Tage (plus Ausstellungstag) der Gültigkeit erforderlich und eine spätere Belieferung möglich.

Weitergabe der Betäubungsmittel bei Übernahme einer Apotheke

Eine Erlaubnis der Bundesopiumstelle zur Übergabe vorhandener Betäubungsmittel in einer Apotheke bei dem Übergang einer Apotheke an einen neuen Inhaber oder Pächter ist nicht erforderlich. Der Nachfolger ist verpflichtet, die Teilnahme am Betäubungsmittelverkehr und die Übernahme des Bestandes anzuzeigen. Die Anzeige beim BfArM/Bundesopiumstelle kann formlos geschehen und muss folgende Angaben enthalten:

- Name und Privatanschrift des Inhabers der Betriebserlaubnis
- Name und Anschrift der Apotheke
- Datum der Übernahme
- Name des neuen Inhabers oder Pächters
- Datum des Beginns der Teilnahme am Betäubungsmittel-Verkehr
- Vorlage der Betriebserlaubnisurkunde in Kopie oder per Fax des neuen Inhabers oder Pächters

In der Regel sendet die zuständige Behörde eine Kopie der Betriebserlaubnis an die Bundesopiumstelle. Diese teilt dem Inhaber der Betriebserlaubnis die Betäubungsmittel-Nummer zu, die die Apotheke bisher hatte. Sie wird zumeist auf den neuen Inhaber übertragen.

Für die Übernahme des Betäubungsmittelbestandes gilt die **Betäubungsmittel-Binnenhandels-verordnung** und somit das Abgabebelegverfahren (siehe auch Kapitel „2 Erwerb, Weitergabe und Rücknahme der Betäubungsmittel").

Der die Apotheke abgebende Apotheker füllt einen vierteiligen BtM-Abgabebeleg für alle vorhandenen BtM aus. Von dem Durchschreibeformular (Abgabemeldung, Empfangsbestätigung, Lieferschein, Lieferscheindoppel) behält er die Abgabemeldung und das Lieferscheindoppel. Vom neuen Inhaber oder Pächter lässt er sich die Empfangsbestätigung unterschreiben und behält diese dann auch. Der neue Inhaber oder Pächter unterschreibt den Lieferschein und behält diesen. Der verkaufende Apotheker sendet dann die Abgabemeldung an das BfArM.

Mit der Übergabe werden die Betäubungsmittel aus der Betäubungsmitteldokumentation des verkaufenden Apothekers ausgetragen und die Bestände betragen Null. Der Vorgänger muss diese Dokumentation drei Jahre aufbewahren. Der Nachfolger dokumentiert den Zugang der Betäubungsmittel in einer neuen Betäubungsmittelkartei und trägt bei Zugang unter anderem den Namen des verkaufenden Apothekers mit der Apothekenanschrift ein. In der Realität wird jedoch zumeist bei den übergehenden Beständen der Betäubungsmittel das Datum der Übergabe in der vorhandenen Betäubungsmitteldokumentation vermerkt und die Dokumentation verbleibt in der Apotheke.

Beim Wechsel in der Leitung einer Krankenhausapotheke ist der Bestand zu überprüfen und nur mit dem Datum der Übergabe und durch Unterschrift der beteiligten Personen zu bestätigen.

Teilnahme des Verwalters einer Apotheke am Betäubungsmittelverkehr

Nach dem Tode des Inhabers einer Betriebserlaubnis dürfen die Erben die Apotheke ein Jahr durch einen Apotheker verwalten lassen. Dieser bedarf für die Zeit der Verwaltung und somit der Teilnahme am Betäubungsmittelverkehr einer Genehmigung der Bundesopiumstelle. Er ist dann als Apothekenleiter für die Beachtung aller apotheken- und betäubungsmittelrechtlichen Vorschriften verantwortlich. Der Verwalter als Betreiber einer Apotheke hat auch die Teilnahme am Betäubungsmittel-Verkehr zuvor der Bundesopiumstelle formlos anzuzeigen. Ihm wird die bisherige Betäubungsmittel-Nummer der Apotheke zugeteilt. Eine Betriebserlaubnisurkunde kann der Verwalter wie sonst gefordert, der Bundesopiumstelle nicht vorlegen, da er lediglich einen Verwaltervertrag und keine Betriebserlaubnisurkunde besitzt. Die Grundlage für die Verwaltung ist die Betriebserlaubnis des verstorbenen Apothekers.

Betäubungsmittel in und zwischen Apotheken eines Filialverbundes

Der Betreiber der Hauptapotheke hat der Bundesopiumstelle eine Kopie der Erlaubnisurkunde zum Betrieb der Hauptapotheke und der Filialapotheke(n) zuzuleiten und den oder die verantwortlichen Apotheker, der oder die die Filialapotheke(n) leitet, zu melden. Insbesondere hat er die Teilnahme am Betäubungsmittel-Verkehr der Bundesopiumstelle (Formulare) vorher anzuzeigen.

Anzeigepflichtig gegenüber dem Bundesinstitut sind
- die Neugründung,
- der Betreiberwechsel,
- die Änderung der Rechtsform,
- die Änderung des Namens oder der Anschrift der Apotheke oder des Inhabers der Betriebserlaubnis und
- die Schließung der Apotheke.

Außerdem ist es die Pflicht des Apothekeninhabers, vor der Teilnahme am Betäubungsmittelverkehr der Bundesopiumstelle Folgendes mitzuteilen:
- Name und Privatanschrift des Apothekers
- Name und Anschrift der Apotheke
- Telefon-/Fax-Nummer, E-Mail-Adresse
- Datum des Beginns der Teilnahme am Betäubungsmittel-Verkehr (Eröffnungs-/Übernahmetag der Apotheke)
- ggf. Mitteilung des Apothekers, welche Betäubungsmittel-Nummer ihm in der Vergangenheit zugeteilt wurde
- als Nachweis ist eine Kopie der neuen Betriebserlaubnis beizufügen

Für den Betäubungsmittelverkehr zwischen Haupt- und Filialapotheke (oder umgekehrt) eines Betreibers ist eine Erlaubnis der Bundesopiumstelle nicht erforderlich. Beim Übergang eines Betäubungsmittels von der einen Apotheke an die andere ist jedoch das Abgabebelegverfahren unter der Angabe „Verbundapotheke“ oder „VA“ durchzuführen, wie es beim Bezug der Betäubungsmittel durch den Pharmazeutischen Großhandel zu beachten ist. Siehe „Erwerb der Betäubungsmittel“. Durch die Angabe „Verbundapotheke“ auf den Teilen des Abgabebeleges sieht die Bundesopiumstelle, dass es sich um eine berechtigte Abgabe an eine andere Apotheke handelt.

Die Bundesopiumstelle vergibt die Betäubungsmittelnummer nur auf den Namen des Inhabers der Betriebserlaubnis für die Hauptapotheke. Hauptapotheke und Filialapotheken haben jeweils eigene Betäubungsmittelnummern, so dass der Erlaubnisinhaber bei vier Apotheken vier Betäubungsmittelnummern erhält.

Da Betäubungsmittel nur an Personen oder Personenvereinigungen abgegeben werden dürfen, erfolgt die Abgabe auch dann an den Inhaber der Betriebserlaubnis, wenn die Lieferung an die Filialapotheke geht. Der Empfang wird durch den Leiter der Filialapotheke als betäubungsmittelrechtlich verantwortliche Person bestätigt. Es empfiehlt sich daher, auf den vier Teilen des Abgabebelegs den Namen und die Anschrift sowie die Betäubungsmittelnummer der Filiale anzugeben.

Rücknahme der Betäubungsmittel

Wenn ein Betäubungsmittel vom Hersteller über den Pharmazeutischen Großhandel vom Markt genommen wird, werden

- die Bestände des Großhandels an den Hersteller unter Wahrung aller Dokumentationspflichten zurückgesandt,
- die Bestände in der Apotheke vernichtet und die Vernichtung dokumentiert, siehe „Vernichtung der Betäubungsmittel“,
- auf dem APG-Formular (siehe am Schluss der Pharmazeutischen Zeitung) der Wert der vernichteten Betäubungsmittel,
- dokumentiert und durch eine dem APG-Formular beigefügten Kopie der Vernichtungserklärung der Wert und die Vernichtung nachgewiesen,
- der Apotheke aufgrund dieses speziellen APG-Formulars in Verbindung mit der Kopie der Vernichtungserklärung der Wert der Betäubungsmittel im Auftrag des Herstellers gutgeschrieben und
- dem Pharmazeutischen Großhandel in einer Sammelrechnung die verauslagten Gutschriften, Gebühren und der Gegenwert der eigenen Bestände vom Hersteller erstattet.

Sollte eine Apotheke Betäubungsmittel an den Großhandel zurücksenden wollen, zum Beispiel, weil sie in der Apotheke nicht mehr benötigt werden, kann die Apotheke die Betäubungsmittel unter Nutzung des Abgabebelegverfahrens zurücksenden. Hierbei würde die Apotheke den Abgabebeleg ausfüllen und wie folgt verwenden: Das Betäubungsmittel wird mit dem Lieferschein und der Empfangsbestätigung an den Großhandel gesendet. Der Großhändler prüft die Angaben auf beiden Belegen auf Richtigkeit und sendet dann die Empfangsbestätigung an die Apotheke zurück. Währenddessen sendet die Apotheke das erste Blatt, den Abgabebeleg, an die Bundesopiumstelle. Bei Eingang der Empfangsbestätigung vernichtet die Apotheke das Lieferscheindoppel.

Untersuchung von Suchtstoffen

Bisweilen kommt es vor, dass sich Eltern, Lehrer oder andere Personen Hilfe suchend an Apotheken wenden, um unbekannte Stoffe, von denen sie vermuten, dass es sich um Suchtstoffe handelt, untersuchen beziehungsweise vernichten zu lassen. Für die Annahme, Untersuchung und ggf. Weiterleitung an ein Untersuchungslaboratorium bedarf es keiner Erlaubnis (§ 4 Abs. 1 Nr. 1e BtMG).

Sofern die Untersuchung nicht in der eigenen Apotheke vorgenommen wird, kann eine Probe zur Identifizierung auch an

1. Zentrallaboratorium Deutscher Apotheker e. V.
   Carl-Mannich-Straße 20
   65760 Eschborn
   Tel. 06196 93750
2. Apotheke der LVR-Klinik Viersen
   Horionstraße 2
   41749 Viersen
   Tel. 0 21 62 96-33 53
   Fax 0 21 62 96-33 51

gesandt werden. Die Untersuchung identifiziert den Suchtstoff nur qualitativ und ist kostenpflichtig. Es empfiehlt sich, mit der untersuchenden Stelle vor Einsendung der Probe Kontakt aufzunehmen.

3 Vernichtung, Entsorgung, Aufbewahrung und Sicherung der Betäubungsmittel, Untersuchung von Suchtstoffen

Vernichtung der Betäubungsmittel

Betäubungsmittel aus dem Bestand der Apotheke, die nicht mehr verkehrsfähig sind oder nicht mehr gebraucht werden, müssen in Gegenwart von zwei Zeugen aus dem Personal der Apotheke, also drei Personen, so vernichtet werden, dass eine Wiederverwendung oder Rückgewinnung unmöglich ist und die Umwelt geschont wird. Über die Vernichtung ist ein formloses Protokoll zu fertigen, das, gerechnet ab Ausstellungsdatum, drei Jahre aufbewahrt werden muss. Die Betäubungsmittel sind auf den Karteikarten mit dem Vermerk „Vernichtung" entsprechend auszutragen. Das Vernichtungsprotokoll muss Folgendes enthalten:

- Datum der Vernichtung
- Bezeichnung und Menge des Betäubungsmittels
- Unterschriften der die Vernichtung durchgeführt habenden Person, sowie der zwei Zeugen

Häufig werden verfallene oder nicht mehr benötigte Betäubungsmittel aus Alten- und Pflegeheimen zur Entsorgung in die Apotheke zur gebracht. Vielfach stellt sich dann die Frage, ob und wie die Vernichtung dieser Betäubungsmittel dokumentiert werden muss. Es empfiehlt sich in diesen Fällen, wie bei der Vernichtung von Betäubungsmitteln aus dem Bestand der Apotheke, ein Vernichtungsprotokoll anzufertigen. Das Protokoll sollte enthalten:

- das Datum der Vernichtung,
- den Hinweis, dass die Vernichtung im Auftrag des Patienten oder Heims erfolgte,
- den Namen des Überbringers,
- Bezeichnung und Menge der vernichteten Betäubungsmittel
- die Namen der an der Vernichtung beteiligten Personen mit Unterschriften

Ein Doppel der Vernichtungserklärung sollte dem Heim ausgehändigt werden, damit dieses einen Nachweis hat, wo die Betäubungsmittel verblieben sind.

Teilweise bringen Kunden der Apotheke Betäubungsmittel dorthin zur Vernichtung zurück. In diesem Fall wird nicht zwingend ein Vernichtungsprotokoll benötigt, da der Bürger keine Nachweispflicht hat, wo er die Betäubungsmittel vernichtet hat.

In keinem Fall dürfen diese Betäubungsmittel in den Bestand der Apotheke, zum Beispiel durch Eintrag in die Karteikarten übernommen werden, da es sich nicht um einen zulässigen Bezug handelt.

Entsorgung der Betäubungsmittel

Betäubungsmittel werden über den Hausmüll der Apotheke entsorgt und auf diese Weise der Verbrennung in zugelassenen Abfallverbrennungsanlagen zugeführt. Es ist dafür zu sorgen, dass sie dem Hausmüll nicht wieder zur missbräuchlichen Verwendung entnommen werden können. Dazu werden die Betäubungsmittel entblistert, verrieben, eventuell in heißem Wasser gelöst und mit Zellstoff aufgesaugt oder durch andere Maßnahmen unbrauchbar gemacht. Dies gilt auch für Tropfen. Ampullen werden zerschlagen und die Injektionslösung mit Zellstoff aufgesaugt. Betäubungsmittel-Pflaster sollen zerschnitten werden.

Die Entsorgung über das Abwasser ist aus Gründen des Umweltschutzes nicht geeignet.

Aufbewahrung und Sicherung der Betäubungsmittel in der Apotheke

Nach § 15 BtMG hat jeder Teilnehmer am Betäubungsmittelverkehr Betäubungsmittel die sich in seinem Besitz befinden, getrennt von anderen Arzneimitteln aufzubewahren und gegen unbefugte Entnahme zu sichern. Dazu hat die Bundesopiumstelle je eine Richtlinie herausgegeben, die die unterschiedliche Situation in einer öffentlichen und einer Krankenhausapotheke berücksichtigt.

Für die Apotheke kommt zumeist die Aufbewahrung in Schränken zum Tragen. Hier fordert die Richtlinie des Bundesinstitutes für Arzneimittel und Medizinprodukte, dass es sich um zertifizierte Wertschutzschränke mit einem Widerstandsgrad I oder höher nach EN-1143-1 handeln muss. Wiegt der Wertschutzschrank über 1000 kg, muss er nicht verankert werden. Wiegt der Wertschutzschrank weniger als 1000 kg, muss er in Boden und Wand verankert werden.

Für die Krankenhausapotheke kommen die Aufbewahrung in Wertschutzschränken als auch in gesicherten Räumen in Frage. Zu näheren Informationen siehe „Richtlinien über die Maßnahmen zur Sicherung von Betäubungsmittelvorräten im Krankenhausbereich, in öffentlichen Apotheken, Arztpraxen, sowie Alten-und Pflegeheimen" (Stand 01.01.2007).

Das in Deutschland zugelassene betäubungsmittelhaltige Fertigarzneimittel Sativex® ist streng kühlketten-pflichtig. Es muss in einem abschließbaren Kühlschrank und getrennt von anderen Arzneimitteln aufbewahrt werden. Die Aufbewahrung in einer abschließbaren Geldkassette ist nicht zulässig.

Ein **Kommissionierautomat** erfüllt die getrennte Aufbewahrung der Betäubungsmittel nicht. Außerdem entspricht er nicht den Anforderungen der Bundesopiumstelle an die gesicherte Aufbewahrung.

Nach Auffassung der Bundesopiumstelle entspricht die Zwischenlagerung in einem Blisterautomaten ebenfalls nicht einer ausreichenden Sicherung.

4 Checkliste, Rezeptbeispiele, Erläuterungen

5-Schritte-Checkliste für das BtM-Rezept

Die Checkliste orientiert sich an dem in der Apotheke am häufigsten vorkommenden Fall: eine BtM-Verordnung für einen Patienten wird vorlegt. In anderen Fällen, z. B. Belieferung für ein Tier, Praxisbedarf, Palliativ-Versorgung, sind zusätzliche Vorgaben zu beachten, die hier nicht berücksichtigt wurden.

Prüfen Sie bei der Abgabe eines Betäubungsmittels für einen Patienten folgende Punkte bei dem BtM-Rezept.

1. Das BtM-Rezept:
   - ❑ Liegen die Teile I (Zur Aufbewahrung in der Apotheke) und II (zur Abrechnung) des BtM-Rezeptes vor?
   - ❑ Bei Verordnung auf einem „rosa Rezept" (Formular 16): Liegt eine Notfall-Verschreibung vor und ist das Wort „Notfall-Verschreibung" vermerkt?
   - ❑ Datum, Kontrolle bei der Abgabe des BtM: Wurde die Verschreibung vor nicht mehr als 7 Tagen ausgestellt? (Ausnahme: Notfallverordnung, 1 Tag)

2. Angaben zum Patienten:
   - ❑ Sind Name, Vorname, Geburtsdatum und Anschrift des Patienten korrekt?
   - ❑ Sind die Angaben zum Versichertenstatus korrekt? Ist bei Privat-Rezepten der Vermerk „Privat" angegeben?

3. Angaben zum verordnenden Arzt:
   - ❑ Sind Name, Anschrift einschließlich Telefonnummer und Berufsbezeichnung oder Facharztbezeichnung des verschreibenden Arztes angegeben?
   - ❑ Bei Verordnungen aus einer Gemeinschaftspraxis: Ist der verordnende Arzt eindeutig gekennzeichnet, z. B. durch Unterstreichung?
   - ❑ Unterschrift des Arztes: Ist es die eigenhändige Unterschrift des Arztes, im Vertretungsfall zusätzlich mit dem Vermerk „i. V."?

4. Angaben zum verordneten BtM:
   - ❑ Ist die Arzneimittelbezeichnung **eindeutig** und vollständig?
   - ❑ Bezeichnung und Gewichtsmenge des enthaltenen Betäubungsmittels je Packungseinheit, bei abgeteilten Zubereitungen je abgeteilter Form, Darreichungsform.
     (Hinweis: Bei Pflastern ist die enthaltene BtM-Menge die Beladungsmenge, nicht die Freisetzungsrate!)
   - ❑ Ist die Menge des verschriebenen Arzneimittels angegeben in Gramm oder Milliliter, Stückzahl der abgeteilten Form? (Hinweis: die Angabe der Normgröße wie z. B. „N1" ist nicht ausreichend!)
   - ❑ Sind ggf. Zusatzbuchstaben erforderlich (K, N, S, T)?

5. Angaben für die Anwendung:
   - ❑ Ist eine Gebrauchsanweisung mit Einzel- und Tagesgabe vorhanden?
   - ❑ Substitution: Ggf. die Reichdauer des Substitutionsmittels in Tagen?

Rezeptbeispiele

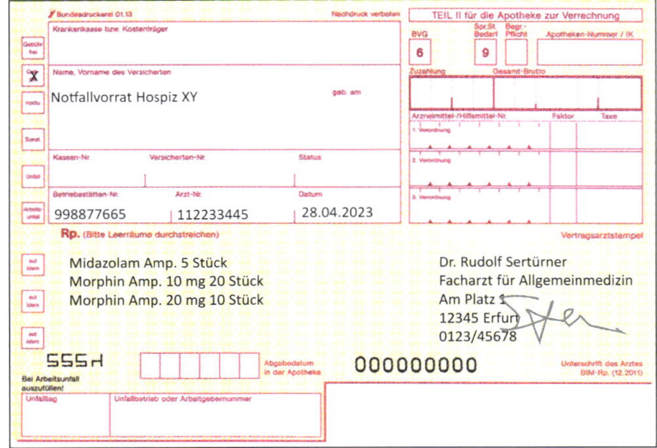

TEIL II für die Apotheke zur Verrechnung

BVG 6 · 9

Notfallvorrat Hospiz XY

998877665 | 112233445 | 28.04.2023

Rp. (Bitte Leerräume durchstreichen)

Midazolam Amp. 5 Stück
Morphin Amp. 10 mg 20 Stück
Morphin Amp. 20 mg 10 Stück

Dr. Rudolf Sertürner
Facharzt für Allgemeinmedizin
Am Platz 1
12345 Erfurt
0123/45678

555H 000000000

Beispiel 1

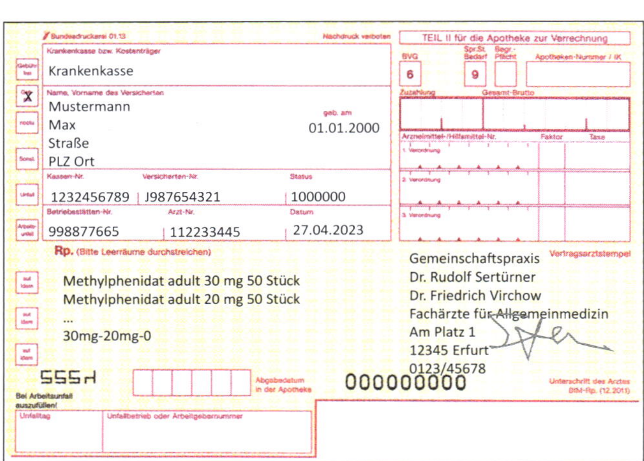

TEIL II für die Apotheke zur Verrechnung

BVG 6 · 9

Krankenkasse

Mustermann
Max
Straße
PLZ Ort
geb. am 01.01.2000

1232456789 | J987654321 | 1000000

998877665 | 112233445 | 27.04.2023

Rp. (Bitte Leerräume durchstreichen)

Methylphenidat adult 30 mg 50 Stück
Methylphenidat adult 20 mg 50 Stück
…
30mg-20mg-0

Gemeinschaftspraxis
Dr. Rudolf Sertürner
Dr. Friedrich Virchow
Fachärzte für Allgemeinmedizin
Am Platz 1
12345 Erfurt
0123/45678

555H 000000000

Beispiel 2

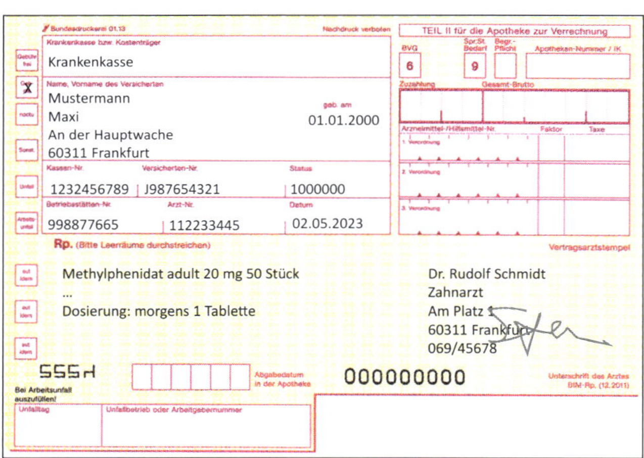

TEIL II für die Apotheke zur Verrechnung

BVG 6 · 9

Krankenkasse

Mustermann
Maxi
An der Hauptwache
60311 Frankfurt
geb. am 01.01.2000

1232456789 | J987654321 | 1000000

998877665 | 112233445 | 02.05.2023

Rp. (Bitte Leerräume durchstreichen)

Methylphenidat adult 20 mg 50 Stück
…
Dosierung: morgens 1 Tablette

Dr. Rudolf Schmidt
Zahnarzt
Am Platz 1
60311 Frankfurt
069/45678

555H 000000000

Beispiel 3

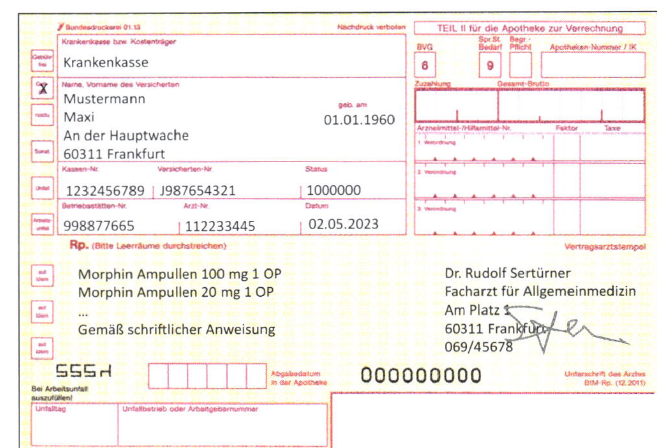

TEIL II für die Apotheke zur Verrechnung

BVG 6 · 9

Krankenkasse

Mustermann
Maxi
An der Hauptwache
60311 Frankfurt
geb. am 01.01.1960

1232456789 | J987654321 | 1000000

998877665 | 112233445 | 02.05.2023

Rp. (Bitte Leerräume durchstreichen)

Morphin Ampullen 100 mg 1 OP
Morphin Ampullen 20 mg 1 OP
…
Gemäß schriftlicher Anweisung

Dr. Rudolf Sertürner
Facharzt für Allgemeinmedizin
Am Platz 1
60311 Frankfurt
069/45678

555H 000000000

Beispiel 4

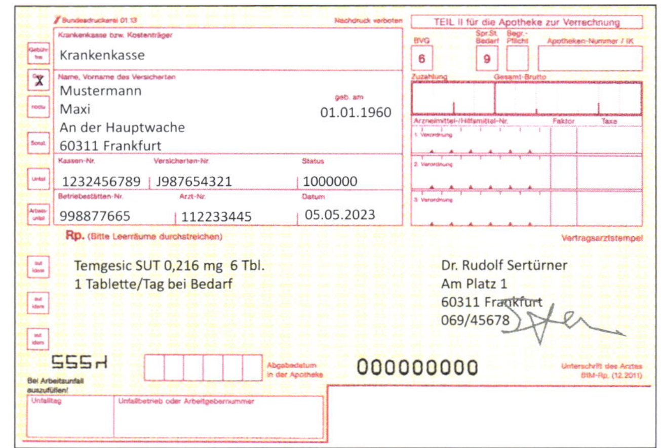

TEIL II für die Apotheke zur Verrechnung

BVG 6 · 9

Krankenkasse

Mustermann
Maxi
An der Hauptwache
60311 Frankfurt
geb. am 01.01.1960

1232456789 | J987654321 | 1000000

998877665 | 112233445 | 05.05.2023

Rp. (Bitte Leerräume durchstreichen)

Temgesic SUT 0,216 mg 6 Tbl.
1 Tablette/Tag bei Bedarf

Dr. Rudolf Sertürner
Am Platz 1
60311 Frankfurt
069/45678

555H 000000000

Beispiel 5

TEIL II für die Apotheke zur Verrechnung

BVG 6 · 9

Krankenkasse

Mustermann
Maxi
An der Hauptwache
60311 Frankfurt
geb. am 01.01.1960

1232456789 | J987654321 | 1000000

998877665 | 112233445 | 02.05.2023

Rp. (Bitte Leerräume durchstreichen)

Temgesic SUT 0,216 mg 6 Tbl.
1 Tablette/Tag bei Bedarf
Ibuprofen 600 mg 20 Tabletten
3x1 Tablette

Dr. Rudolf Sertürner
Facharzt für Allgemeinmedizin
Am Platz 1
60311 Frankfurt
069/45678

555H 000000000

Beispiel 6

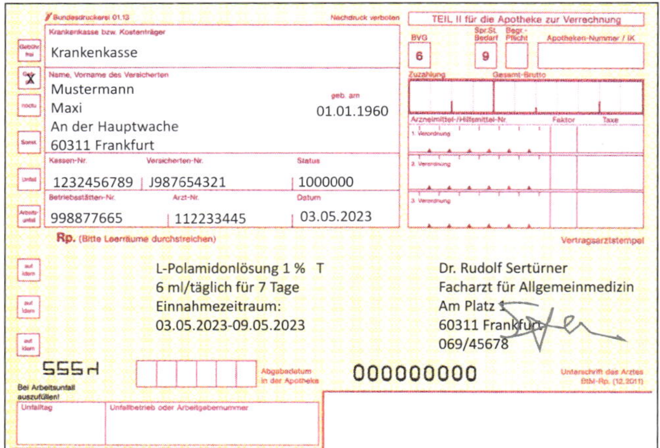
Bundesdruckerei 01.13
Nachdruck verboten
TEIL II für die Apotheke zur Verrechnung
Krankenkasse bzw. Kostenträger
Krankenkasse
BVG 6 | Spr.St. Bedarf | Begr.-Pflicht 9 | Apotheken-Nummer / IK
Name, Vorname des Versicherten
Mustermann
Maxi
An der Hauptwache
60311 Frankfurt
geb. am 01.01.1960
Zuzahlung | Gesamt-Brutto
Arzneimittel-/Hilfsmittel-Nr. | Faktor | Taxe
1. Verordnung
2. Verordnung
3. Verordnung
Kassen-Nr. 1232456789 | Versicherten-Nr. J987654321 | Status 1000000
Betriebsstätten-Nr. 998877665 | Arzt-Nr. 112233445 | Datum 03.05.2023
Rp. (Bitte Leerräume durchstreichen)
Vertragsarztstempel
L-Polamidonlösung 1 % T
6 ml/täglich für 7 Tage
Einnahmezeitraum:
03.05.2023-09.05.2023
Dr. Rudolf Sertürner
Facharzt für Allgemeinmedizin
Am Platz 1
60311 Frankfurt
069/45678
555H
Abgabedatum in der Apotheke
000000000
Unterschrift des Arztes
BtM-Rp. (12.2011)
Bei Arbeitsunfall auszufüllen!
Unfalltag | Unfallbetrieb oder Arbeitgebernummer

Beispiel 7

Bundesdruckerei 01.13
Nachdruck verboten
TEIL II für die Apotheke zur Verrechnung
Krankenkasse bzw. Kostenträger
Krankenkasse
BVG 6 | Spr.St. Bedarf | Begr.-Pflicht 9 | Apotheken-Nummer / IK
Name, Vorname des Versicherten
Mustermann
Maxi
An der Hauptwache
60311 Frankfurt
geb. am 01.01.1960
Zuzahlung | Gesamt-Brutto
Arzneimittel-/Hilfsmittel-Nr. | Faktor | Taxe
1. Verordnung
2. Verordnung
3. Verordnung
Kassen-Nr. 1232456789 | Versicherten-Nr. J987654321 | Status 1000000
Betriebsstätten-Nr. 998877665 | Arzt-Nr. 112233445 | Datum 03.05.2023
Rp. (Bitte Leerräume durchstreichen)
Vertragsarztstempel
Ibuprofen 600 Tabletten
3x1 Tablette/Tag
Dr. Rudolf Sertürner
Facharzt für Allgemeinmedizin
Am Platz 1
60311 Frankfurt
069/45678
555H
Abgabedatum in der Apotheke
000000000
Unterschrift des Arztes
BtM-Rp. (12.2011)
Bei Arbeitsunfall auszufüllen!
Unfalltag | Unfallbetrieb oder Arbeitgebernummer

Beispiel 8

Bundesdruckerei 01.13
Nachdruck verboten
TEIL II für die Apotheke zur Verrechnung
Krankenkasse bzw. Kostenträger
Krankenkasse
BVG 6 | Spr.St. Bedarf | Begr.-Pflicht 9 | Apotheken-Nummer / IK
Name, Vorname des Versicherten
Mustermann
Maxi
An der Hauptwache
60311 Frankfurt
geb. am 01.01.2000
Zuzahlung | Gesamt-Brutto
Arzneimittel-/Hilfsmittel-Nr. | Faktor | Taxe
1. Verordnung
2. Verordnung
3. Verordnung
Kassen-Nr. 1232456789 | Versicherten-Nr. J987654321 | Status 1000000
Betriebsstätten-Nr. 998877665 | Arzt-Nr. 112233445 | Datum 02.05.2023
Rp. (Bitte Leerräume durchstreichen)
Vertragsarztstempel
Morphin Tbl. 20 mg 50 Stück
...
...
Dr. Rudolf Sertürner
Facharzt für Allgemeinmedizin
Am Platz 1
60311 Frankfurt
555H
Abgabedatum in der Apotheke
000000000
Unterschrift des Arztes
BtM-Rp. (12.2011)
Bei Arbeitsunfall auszufüllen!
Unfalltag | Unfallbetrieb oder Arbeitgebernummer

Beispiel 9

Krankenkasse bzw. Kostenträger
Krankenkasse
BVG | Hilfsmittel 6 | Impfstoff 7 | Spr.-St. Bedarf 8 | Begr.-Pflicht 9 | Apotheken-Nummer / IK
Name, Vorname des Versicherten
Name
Vorname
Straße
PLZ Ort
geb. am 01.01.2020
Zuzahlung | Gesamt-Brutto
Arzneimittel-/Hilfsmittel-Nr. | Faktor | Taxe
1. Verordnung
2. Verordnung
3. Verordnung
Kostenträgerkennung 1232456789 | Versicherten-Nr. J987654321 | Status 1000000
Betriebsstätten-Nr. 998877665 | Arzt-Nr. 112233445 | Datum 02.05.2023
Rp. (Bitte Leerräume durchstreichen)
Vertragsarztstempel
Oxycodon 10 mg Kapseln 10 Stück
2x1 Kapsel täglich N
Dr. Toni Zahn-Schmelz
Zahnarzt
Kronenweg 1
12345 Erfurt
0123/45678
666H
Abgabedatum in der Apotheke
Unterschrift des Arztes
Muster 16 (10.2014)
Bei Arbeitsunfall auszufüllen!
Unfalltag | Unfallbetrieb oder Arbeitgebernummer

Beispiel 10

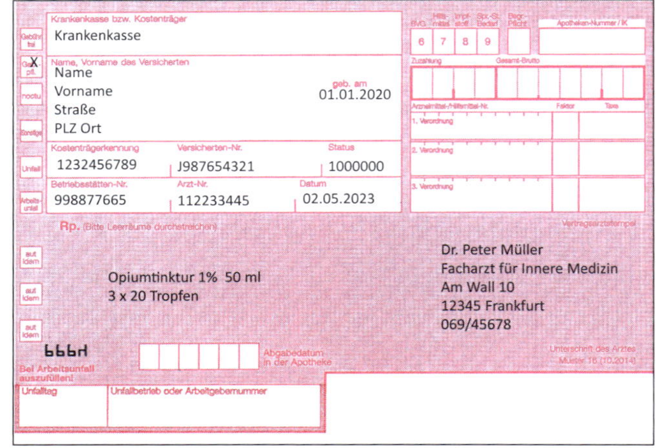

Krankenkasse bzw. Kostenträger
Krankenkasse
Name, Vorname des Versicherten
X
Name
Vorname
Straße
PLZ Ort
geb. am 01.01.2020
Kostenträgerkennung 1232456789 | Versicherten-Nr. J987654321 | Status 1000000
Betriebsstätten-Nr. 998877665 | Arzt-Nr. 112233445 | Datum 02.05.2023
BVG | Hilfsmittel | Impfstoff | Spr.-St. Bedarf | Begr.-Pflicht | Apotheken-Nummer / IK
6 7 8 9
Zuzahlung | Gesamt-Brutto
Arzneimittel-/Hilfsmittel-Nr. | Faktor | Taxe
1. Verordnung
2. Verordnung
3. Verordnung
Rp. (Bitte Leerräume durchstreichen)
Opiumtinktur 1% 50 ml
3 x 20 Tropfen
Vertragsarztstempel
Dr. Peter Müller
Facharzt für Innere Medizin
Am Wall 10
12345 Frankfurt
069/45678
aut idem
aut idem
aut idem
6664
Abgabedatum in der Apotheke
Unterschrift des Arztes
Muster 16 (10.2014)
Bei Arbeitsunfall auszufüllen!
Unfalltag | Unfallbetrieb oder Arbeitgebernummer

Beispiel 11

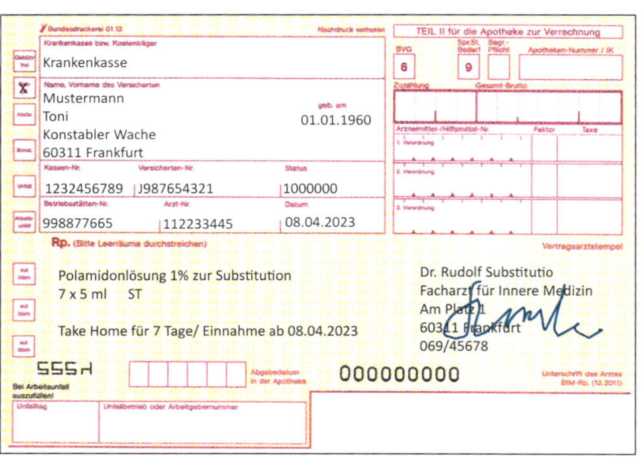

Bundesdruckerei 01.13 | Nachdruck verboten
TEIL II für die Apotheke zur Verrechnung
Krankenkasse bzw. Kostenträger
Krankenkasse
Name, Vorname des Versicherten
X
Mustermann
Toni
Konstabler Wache
60311 Frankfurt
geb. am 01.01.1960
Kassen-Nr. 1232456789 | Versicherten-Nr. J987654321 | Status 1000000
Betriebsstätten-Nr. 998877665 | Arzt-Nr. 112233445 | Datum 08.04.2023
BVG | Spr.St. Bedarf | Begr.-Pflicht | Apotheken-Nummer / IK
6 | 9
Zuzahlung | Gesamt-Brutto
Arzneimittel-/Hilfsmittel-Nr. | Faktor | Taxe
1. Verordnung
2. Verordnung
3. Verordnung
Rp. (Bitte Leerräume durchstreichen)
Polamidonlösung 1% zur Substitution
7 x 5 ml ST
Take Home für 7 Tage/ Einnahme ab 08.04.2023
Vertragsarztstempel
Dr. Rudolf Substitutio
Facharzt für Innere Medizin
Am Platz 1
60311 Frankfurt
069/45678
555H
Abgabedatum in der Apotheke
000000000
Unterschrift des Arztes
BtM-Rp. (12.2011)
Bei Arbeitsunfall auszufüllen!
Unfalltag | Unfallbetrieb oder Arbeitgebernummer

Beispiel 12

Bundesdruckerei 01.13 | Nachdruck verboten
TEIL II für die Apotheke zur Verrechnung
Krankenkasse bzw. Kostenträger
Krankenkasse
Name, Vorname des Versicherten
X
Musterfrau
Toni
Konstabler Wache
60311 Frankfurt
geb. am 01.01.1960
Kassen-Nr. 1232456789 | Versicherten-Nr. J987654321 | Status 1000000
Betriebsstätten-Nr. 998877665 | Arzt-Nr. 112233445 | Datum 08.04.2023
BVG | Spr.St. Bedarf | Begr.-Pflicht | Apotheken-Nummer / IK
6 | 9
Zuzahlung | Gesamt-Brutto
Arzneimittel-/Hilfsmittel-Nr. | Faktor | Taxe
1. Verordnung
2. Verordnung
3. Verordnung
Rp. (Bitte Leerräume durchstreichen)
Subutex 8 mg Tabletten 28 Stück ST
Reichdauer der Verschreibung 28 Tage
vom 08.04.-03.05.2023
Vertragsarztstempel
Dr. Rudolf Substitutio
Facharzt für Innere Medizin
Am Platz 1
60311 Frankfurt
069/45678
555H
Abgabedatum in der Apotheke
000000000
Unterschrift des Arztes
BtM-Rp. (12.2011)
Bei Arbeitsunfall auszufüllen!
Unfalltag | Unfallbetrieb oder Arbeitgebernummer

Beispiel 13

Bundesdruckerei 01.13 | Nachdruck verboten
TEIL II für die Apotheke zur Verrechnung
Krankenkasse bzw. Kostenträger
Krankenkasse
Name, Vorname des Versicherten
X
Musterfrau
Maxi
Konstabler Wache
60311 Frankfurt
geb. am 01.01.1960
Kassen-Nr. 1232456789 | Versicherten-Nr. J987654321 | Status 1000000
Betriebsstätten-Nr. 998877665 | Arzt-Nr. 112233445 | Datum 11.04.2023
BVG | Spr.St. Bedarf | Begr.-Pflicht | Apotheken-Nummer / IK
6 | 9
Zuzahlung | Gesamt-Brutto
Arzneimittel-/Hilfsmittel-Nr. | Faktor | Taxe
1. Verordnung
2. Verordnung
3. Verordnung
Rp. (Bitte Leerräume durchstreichen)
Subutex 8 mg Tabletten 7 Stück ST
3 Einnahmen unter Aufsicht und 4 Einnahmen als
Take Home
Verschreibung für 7 Tage
Vertragsarztstempel
Dr. Rudolf Substitutio
Facharzt für Innere Medizin
Am Platz 1
60311 Frankfurt
069/45678
555H
Abgabedatum in der Apotheke
000000000
Unterschrift des Arztes
BtM-Rp. (12.2011)
Bei Arbeitsunfall auszufüllen!
Unfalltag | Unfallbetrieb oder Arbeitgebernummer

Beispiel 14

Bundesdruckerei 01.13 | Nachdruck verboten
TEIL II für die Apotheke zur Verrechnung
Krankenkasse bzw. Kostenträger
Krankenkasse
Name, Vorname des Versicherten
X
Altmann
Elli
Seniorenresidenzstraße 1
60431 Frankfurt
geb. am 01.01.1935
Kassen-Nr. 1232456789 | Versicherten-Nr. J987654321 | Status 1000000
Betriebsstätten-Nr. 998877665 | Arzt-Nr. 112233445 | Datum 11.04.2023
BVG | Spr.St. Bedarf | Begr.-Pflicht | Apotheken-Nummer / IK
6 | 9
Zuzahlung | Gesamt-Brutto
Arzneimittel-/Hilfsmittel-Nr. | Faktor | Taxe
1. Verordnung
2. Verordnung
3. Verordnung
Rp. (Bitte Leerräume durchstreichen)
Buprenorphin AL 10µg/h PFT 12 St
PZN12870249
Dj
Vertragsarztstempel
Schmerztherapie-Centrum
Dr. Maxi Muster
Fachärztin für Anästhesiologie
Im Haus 1
60311 Frankfurt
Tel. 069/45678
555H
Abgabedatum in der Apotheke
000000000
Unterschrift des Arztes
BtM-Rp. (12.2011)
Bei Arbeitsunfall auszufüllen!
Unfalltag | Unfallbetrieb oder Arbeitgebernummer

Beispiel 15

Bundesdruckerei 01.13 — Nachdruck verboten — TEIL II für die Apotheke zur Verrechnung

Krankenkasse bzw. Kostenträger: Krankenkasse

Name, Vorname des Versicherten: Altmann, Otto, Seniorenresidenzstraße 1, 60431 Frankfurt — geb. am 31.12.1935

Kassen-Nr. 1232456789 | Versicherten-Nr. J987654321 | Status 1000000

Betriebsstätten-Nr. 998877665 | Arzt-Nr. 112233445 | Datum 11.04.2023

BVG 6 | Spr.St. Bedarf 9

Rp. (Bitte Leerräume durchstreichen)

Buprenorphin AL 5µg/h PFT 4 St
Alle 7 Tage wechseln

Vertragsarztstempel: Schmerztherapie-Centrum, Dr. Maxi Muster, Fachärztin für Anästhesiologie, Im Haus 1, 60311 Frankfurt, Tel. 069/45678

555d — Abgabedatum in der Apotheke — 000000000 — Unterschrift des Arztes, BtM-Rp. (12.2011)

Bei Arbeitsunfall auszufüllen! Unfalltag | Unfallbetrieb oder Arbeitgebernummer

Beispiel 16

Bundesdruckerei 01.13 — Nachdruck verboten — TEIL II für die Apotheke zur Verrechnung

Krankenkasse bzw. Kostenträger: Krankenkasse

Name, Vorname des Versicherten: Musterfrau, Maxi, Konstabler Wache, 60311 Frankfurt — geb. am 01.01.1960

Kassen-Nr. 1232456789 | Versicherten-Nr. J987654321 | Status 1000000

Betriebsstätten-Nr. 998877665 | Arzt-Nr. 112233445 | Datum 11.04.2023

BVG 6 | Spr.St. Bedarf 9

Rp. (Bitte Leerräume durchstreichen)

Hydromorphon XL 16 mg Retardkapseln 50 Stück
Hydromorphon musterpharma akut 2,6 mg Hartkapseln 100 Stück
>>Morgens und abends eine 16mg-Retardkapsel, zusätzlich bis zu 4x täglich eine 2,6mg-Hartkapsel bei akutem Schmerz<<

Vertragsarztstempel: Dr. Rudolf Dolor, Facharzt für Innere Medizin, Am Platz 1, 60311 Frankfurt

555d — Abgabedatum in der Apotheke — 000000000 — Unterschrift des Arztes, BtM-Rp. (12.2011)

Bei Arbeitsunfall auszufüllen! Unfalltag | Unfallbetrieb oder Arbeitgebernummer

Beispiel 17

Bundesdruckerei 01.13 — Nachdruck verboten — TEIL II für die Apotheke zur Verrechnung

Krankenkasse bzw. Kostenträger: Krankenkasse

Name, Vorname des Versicherten: Mustermann, Maxi, Am Neuen Formularium, 65760 Eschborn — geb. am 01.01.1960

Kassen-Nr. 1232456789 | Versicherten-Nr. J987654321 | Status 1000000

Betriebsstätten-Nr. 998877665 | Arzt-Nr. 112233445 | Datum 11.04.2023

BVG 6 | Spr.St. Bedarf 9

Rp. (Bitte Leerräume durchstreichen)

Cannabisblüten Bedrocan (NRF 22.12.) 3,0 g
1x tägl. abends 100 mg verdampfen und inhalieren

Vertragsarztstempel: Dr. Rudolf Dolor, Facharzt für Innere Medizin, Am Platz 1, 60311 Frankfurt, Tel. 069/123 456

555d — Abgabedatum in der Apotheke — 000000000 — Unterschrift des Arztes, BtM-Rp. (12.2011)

Bei Arbeitsunfall auszufüllen! Unfalltag | Unfallbetrieb oder Arbeitgebernummer

Beispiel 18

Erläuterungen zu den Beispielen finden Sie im nächsten Kapitel.

Erläuterungen zu den Beispielen

Beispiel 1
Auf dem Betäubungsmittelrezept sind verschiedene Ampullen mit Betäubungsmitteln für den Notfallvorrat für ein Hospiz verordnet. Betäubungsmittel für den Notfallvorrat dürfen jedoch nur auf Betäubungsmittelanforderungsscheinen verschrieben werden, die dann in der Apotheke eingelöst werden. Hierzu muss eine bestimmte Apotheke aufgesucht werden, nämlich die Apotheke, die mit dem Hospiz eine schriftliche Vereinbarung zur Belieferung mit Betäubungsmitteln getroffen hat.

Beispiel 2
Auf dem Rezept ist Methylphenidat für einen Erwachsenen von einem Allgemeinmediziner verschrieben worden. Es ist zulässig, zwei Betäubungsmittel mit dem gleichen Wirkstoff, jedoch unterschiedlicher Stärke zu verordnen. Die bis zum 08.04.2023 geltende Regelung der Verschreibungshöchstmengen bestimmter Betäubungsmittel entfällt. Es muss kein „A" aufgebracht werden und das Rezept kann beliefert werden

Beispiel 3
Auf diesem Rezept wurde Methylphenidat für einen Erwachsenen von einem Zahnarzt verschrieben. Der Zahnarzt darf Methylphenidat nicht verschreiben, weil das Indikationsgebiet nicht von seiner Facharztrichtung abgedeckt wird. Daher ist in § 3 BtMVV (§ 3 Verschreiben durch einen Zahnarzt) der Wirkstoff Methylphenidat nicht zu finden. Das Rezept darf nicht beliefert werden.

Beispiel 4
Auf diesem Rezept sind Morphin Ampullen verschiedener Stärke verordnet. Die Mengenangabe ist jedoch nicht eindeutig. Von verschiedenen Herstellern gibt es verschiedene kleinste Packungsgrößen. Dies können 5 Ampullen, aber auch 10 Ampullen sein. Hier ist mit dem Arzt Rücksprache zu halten, welche Menge er verschreiben möchte. Auch die Angabe N1 wäre nicht zulässig. Die Anzahl verordneter Ampullen muss in Stück angegeben werden. So zum Beispiel Morphin Ampullen 100, 5 Stück. Die Mengenangaben sind auf allen drei Rezeptteilen aufzubringen und jeweils vom Arzt abzuzeichnen.

Beispiel 5
Das Rezept ist formal richtig ausgestellt. Es fehlt jedoch die Facharztangabe des Arztes. Nur aus der Angabe der Fachrichtung lässt sich ableiten, ob der Arzt berechtigt ist, das Betäubungsmittel mit diesem Wirkstoff zu verschreiben; die Angabe des Dr.-Titels allein reicht nicht aus. Das Rezept darf zunächst nicht beliefert werden. Eine Rücksprache mit dem Arzt und das Aufbringen der Facharztrichtung sind unabdingbar.

Beispiel 6
Das Rezept ist korrekt ausgestellt und darf beliefert werden. Es ist zulässig, auf einem Betäubungsmittelrezept zusätzlich Arzneimittel zu verschreiben, die keine Betäubungsmittel enthalten.

Nicht zulässig ist, ausschließlich Arzneimittel zu verschreiben, die keine Betäubungsmittel enthalten.

Beispiel 7
Das Rezept stellt eine Verordnung für einen Substitutionspatienten (Opiatabhängigen) dar, der eine „Take Home" Verordnung erhält, da ein „T" auf das Rezept aufgebracht ist. Dies berechtigt den Patienten, das Rezept in der Apotheke eigenhändig einzulösen und das Substitutionsmittel zu Hause eigenverantwortlich einzunehmen.

Es fehlt hier jedoch der Buchstabe „S" (für Substitution). Das Rezept darf nur beliefert werden, wenn das „S" und das „T" auf dem Rezept aufgebracht sind. Es ist Rücksprache mit dem Arzt zu halten und das „S" auf allen drei Teilen des Rezeptes aufzubringen.

Beispiel 8
Das vorgelegte Rezept darf nicht beliefert werden. Es wurde hier ein Arzneimittel mit dem Wirkstoff Ibuprofen verschrieben, welches kein Betäubungsmittel ist.

Es darf nur ein Rezept beliefert werden, auf dem neben einem Betäubungsmittel ein oder mehrere Arzneimittel verschrieben sind, die keine Betäubungsmittel enthalten.

Das Rezept ist dem Arzt zurückzugeben.

Beispiel 9
Das Rezept darf ohne Gebrauchsanweisung nicht beliefert werden. Es enthält auch nicht den Hinweis, dass die Gebrauchsanweisung auf einem separaten Blatt dem Patienten ausgehändigt wurde. Es ist eine Rücksprache mit dem Arzt erforderlich, um die Dosierung zu erfragen und zu ergänzen. Die Ergänzung ist auf allen drei Teilen des Rezeptes aufzubringen und vom Arzt abzuzeichnen.

Gleichzeitig fehlt hier die Telefonnummer des Arztes, die verpflichtend anzugeben ist.

Auch hierzu muss der Arzt gebeten werden, seine Telefonnummer auf allen drei Teilen des Rezeptes zu ergänzen.

Beispiel 10
Die Verordnung auf Rezeptformular Muster 16 (übliches Kassenrezept, rosa) ist nur für eine Notfallverschreibung über ein Betäubungsmittel zulässig, wenn der Arzt kein Betäubungsmittelrezept zur Verfügung hat (z. B. bei einem unvorhergesehenen Hausbesuch). Das vorgelegte Rezept ist jedoch nicht richtig ausgestellt. Der Arzt müsste hier statt dem aufgebrachten „N" das Wort „Notfallverschreibung" aufbringen. Das „N" muss auf dem Betäubungsmittelrezept aufgebracht werden, das der Arzt spätestens am nächsten Werktag in der Apotheke vorlegen muss. Hier ist mit dem Arzt Rücksprache zu halten, ob es sich um eine Notfallver-

schreibung handelt und wie verfahren werden soll, dass der Arzt das Wort nachträgt.

Bei einer Notfallverschreibung empfiehlt es sich in jedem Fall, den Arzt anzurufen und sich zu versichern, dass er diese Verschreibung ausgestellt hat. Der Arzt muss auch wissen, an welche Apotheke er das mit dem „N" versehene Betäubungsmittel-Rezept spätestens am nächsten Tag nachzureichen hat.

Beispiel 11
Dieses Rezept darf nicht beliefert werden. Opiumtinktur ist ein betäubungsmittelhaltiges Arzneimittel und muss auf einem Betäubungsmittel-Rezept verschrieben werden. Zudem fehlt die Unterschrift des Arztes.

Beispiel 12
Diese Verschreibung darf in der Apotheke beliefert werden. Die erforderlichen Buchstaben S und T sind auf die Verschreibung aufgebracht und der Einnahmezeitraum ist eindeutig. Da die Einnahme ab dem 08.04.2023 erfolgen soll, ist hier der Zeitraum vom 08.04.-14.04.2023 gemeint.

Beispiel 13
Diese Verschreibung darf beliefert werden. In der Apotheke muss nicht hinterfragt werden, ob die Verschreibung für einen längeren Zeitraum als 7 Tage zulässig ist, denn in der Apotheke kann dies aufgrund der Angaben auf diesem Rezept auch nicht überprüft werden. Der Arzt hingegen muss in seiner Patientendokumentation begründen, warum die Verschreibung für 28 Tage erfolgt. Es muss hierfür eine Begründung vorliegen, diese kann z. B. durch die Erwerbstätigkeit oder den Urlaub des Patienten bedingt sein.

Beispiel 14
Die Verschreibung darf nicht beliefert werden. Es handelt sich hier um ein sogenanntes „Mischrezept". Der Arzt legt fest, dass der Patient einen Teil der Tagesdosen unter Aufsicht einnehmen soll und den anderen Teil als Take Home zu Hause einnehmen darf. Der Arzt hat hier nicht angegeben, an welchen Tagen die Einnahme unter Aufsicht stattfinden soll und an welchen Tagen der Patient es eigenverantwortlich einnehmen darf. Der Sachverhalt ist mit dem Arzt zu klären.

Beispiel 15
Die Verschreibung darf nicht beliefert werden. Die Angabe „Dj" als Dosierungsangabe reicht nicht aus.

Beispiel 16
Die Verschreibung darf beliefert werden.

Beispiel 17
Die Verschreibung darf nicht beliefert werden, die Telefonnummer fehlt. Der Arzt muss gebeten werden, seine Telefonnummer auf allen drei Teilen des Rezeptes zu ergänzen.

Beispiel 18
Die Verschreibung darf beliefert werden.

5 Anhang

Mit freundlicher Genehmigung der Bundesapothekerkammer sind nachfolgend Dokumente zur Herstellung und Abgabe der Betäubungsmittel zur Opioidsubstitution in der Apotheke zusammengestellt (siehe auch https://www.abda.de/themen/apotheke/qualitaetssicherung0/leitlinien/leitlinien0/ Punkt „Opioidsubstitution"):

- Leitlinie der Bundesapothekerkammer zur Qualitätssicherung: Herstellung und Abgabe der Betäubungsmittel zur Opioidsubstitution
- Kommentar zur Leitlinie
- Arbeitshilfe: Vereinbarung zur Überlassung von Substitutionsmitteln zum unmittelbaren Verbrauch (Sichtbezug) im Rahmen der Opioidsubstitution in der Apotheke
- Arbeitshilfe: Beispiel für eine Erklärung zur Schweigepflichtsentbindung im Rahmen der Opioidsubstitution
- Arbeitshilfe: Vorbereitung des Sichtbezugs im Rahmen der Opioidsubstitution
- Arbeitshilfe: Patientenbezogene Dokumentation im Rahmen der Opioidsubstitution
- Dokumentationsvorlage: Ärztliche Anfragen zur ambulanten Palliativversorung mit Betäubungsmitteln (§ 13 (1a) BtMG)
- Protokoll über die Vernichtung von Betäubungsmitteln

Die Richtlinie der Bundesärztekammer zur Durchführung der substitutionsgestützten Behandlung Opioidabhängiger ist unter folgender Adresse abrufbar: http://www.bundesaerztekammer.de/richtlinien/richtlinien/substitutionstherapie/

BAK

Leitlinie ■
Kommentar □
Arbeitshilfe □

Leitlinie der Bundesapothekerkammer zur Qualitätssicherung

■ Herstellung und Abgabe der Betäubungsmittel zur Opioidsubstitution

Stand der Revision: 10.05.2022

(geändert am 26.04.2023: S. 4 Wegfall des Kapitels IIa „Regulatorische Anforderungen im Zuge der Corona-Pandemie", S. 5 Wegfall der BtM-Höchstmengenregelung sowie der „SZ-Regelung")

■ Leitlinie der Bundesapothekerkammer zur Qualitätssicherung

Herstellung und Abgabe der Betäubungsmittel zur Opioidsubstitution

Aus Gründen der besseren Lesbarkeit wird in diesem Text auf die gleichzeitige Verwendung der Sprachformen männlich, weiblich und divers (m/w/d) verzichtet. Sämtliche Personen- und Berufsbezeichnungen gelten gleichermaßen für alle Geschlechter.

Inhaltsverzeichnis

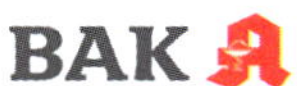

Leitlinie der Bundesapothekerkammer zur Qualitätssicherung
Herstellung und Abgabe der Betäubungsmittel zur Opioidsubstitution

I Zweckbestimmung und Geltungsbereich

Die Leitlinie zur Qualitätssicherung beschreibt die Verfahrensweise bei der Herstellung und Abgabe der Betäubungsmittel zur Opioidsubstitution in der Apotheke.

II Regulatorische Anforderungen

Betäubungsmittel sind die in den Anlagen I bis III Betäubungsmittelgesetz (BtMG)[1] aufgeführten Stoffe und Zubereitungen, wobei nur die Betäubungsmittel der Anlage III verkehrs- und verschreibungsfähig sind. Die in Anlage III BtMG genannten Betäubungsmittel dürfen – mit Ausnahme von Cannabis – ausschließlich als Zubereitungen (Rezeptur- oder Fertigarzneimittel) verschrieben werden.

Substitution im Sinne der Betäubungsmittel-Verschreibungsverordnung (BtMVV) ist die Anwendung eines ärztlich verschriebenen Betäubungsmittels (Substitutionsmittel) bei einem opioidabhängigen Patienten im Rahmen eines Therapiekonzeptes zur medizinischen Behandlung einer Abhängigkeit, die durch den Missbrauch von erlaubt erworbenen oder unerlaubt erworbenen oder erlangten Opioiden begründet ist. Wesentliche Ziele der Substitution sind die Sicherstellung des Überlebens, die Besserung und Stabilisierung des Gesundheitszustandes, die Abstinenz von unerlaubt erworbenen oder erlangten Opioiden, die Unterstützung der Behandlung von Begleiterkrankungen oder die Verringerung der Risiken einer Opioidabhängigkeit während der Schwangerschaft sowie während und nach der Geburt, wobei die Opioidabstinenz des Patienten angestrebt wird (§ 5 Abs. 1 und 2 BtMVV).

Gemäß § 4 Abs. 1 BtMG bedarf die Apotheke keiner Erlaubnis zum Verkehr mit Betäubungsmitteln nach § 3 Abs. 1 BtMG. Die Teilnahme am Verkehr mit Betäubungsmitteln hat die Apotheke beim Bundesinstitut für Arzneimittel und Medizinprodukte anzuzeigen. Für die Versorgung der Substitutionspatienten mit Betäubungsmitteln ist darüber hinaus keine Erlaubnis erforderlich. Dabei gilt für die Abgabe der Betäubungsmittel § 17 Abs. 4 Apothekenbetriebsordnung (ApBetrO) unmittelbar (Kontrahierungszwang).

Auf Wunsch des Arztes besteht die Möglichkeit, dass das Substitutionsmittel in der Apotheke dem Patienten zum unmittelbaren Verbrauch verabreicht wird (Sichtbezug). Die Apotheke ist nicht verpflichtet, die Vergabe unter Sichtbezug zu übernehmen. Vielmehr handelt es sich um eine freiwillige pharmazeutische Dienstleistung. Sofern die Apotheke jedoch die Sichtvergabe übernimmt muss im Vorfeld eine Vereinbarung in schriftlicher oder elektronischer Form mit dem Arzt geschlossen werden, in der die Rahmenbedingungen festgelegt werden. Dies gilt auch für die einmalige Sichtvergabe (Ausnahmefall bzw. „Aushilfe"). Ein Verstoß gegen das Verbot der Absprache zwischen Ärzten und Mitarbeitern der Apotheke über die Zuführung von Patienten oder die Zuweisung von Verschreibungen wird mit dem Abschluss dieser von der BtMVV zwingend geforderten Vereinbarung nicht verwirklicht. Die invasive Anwendung im Sichtbezug ist der Apotheke nicht erlaubt. Dies betrifft insbesondere die Verabreichung von Depotsubstitutionsmitteln, die medizinischem Fachpersonal vorbehalten ist.

[1] Literaturverzeichnis siehe Kapitel 8 im Kommentar der Leitlinie

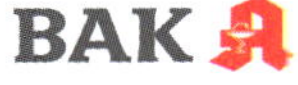

Stand der Revision: 10.05.2022

■ Leitlinie der Bundesapothekerkammer zur Qualitätssicherung
Herstellung und Abgabe der Betäubungsmittel zur Opioidsubstitution

III Zuständigkeiten

Sowohl die Herstellung des Betäubungsmittels in der Apotheke als auch die Abgabe des Substitutionsmittels sind pharmazeutische Tätigkeiten (§ 1a Abs. 3 ApBetrO) und dürfen nur von pharmazeutischem Personal ausgeführt werden. Nichtpharmazeutisches Personal, insbesondere Apothekenhelfer, Apothekenfacharbeiter und pharmazeutisch-kaufmännische Angestellte (PKA) können unter Aufsicht eines Apothekers im Rahmen der pharmazeutischen Tätigkeiten das pharmazeutische Personal bei der Herstellung des Substitutionsmittels unterstützen (§ 3 Abs. 5 ApBetrO).

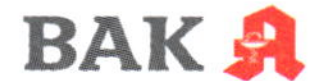

■ **Leitlinie der Bundesapothekerkammer zur Qualitätssicherung**
Herstellung und Abgabe der Betäubungsmittel zur Opioidsubstitution

IV Herstellung und Abgabe der Betäubungsmittel zur Opioidsubstitution

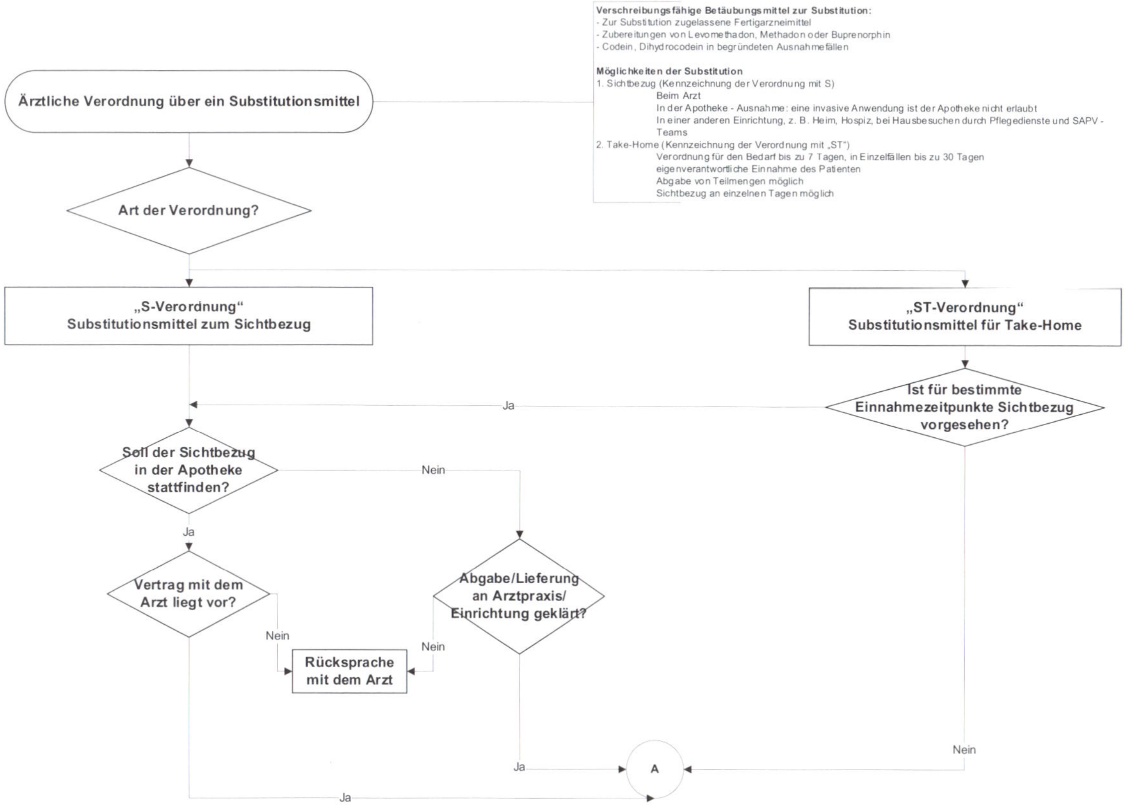

Verschreibungsfähige Betäubungsmittel zur Substitution:
- Zur Substitution zugelassene Fertigarzneimittel
- Zubereitungen von Levomethadon, Methadon oder Buprenorphin
- Codein, Dihydrocodein in begründeten Ausnahmefällen

Möglichkeiten der Substitution
1. Sichtbezug (Kennzeichnung der Verordnung mit S)
   Beim Arzt
   In der Apotheke - Ausnahme: eine invasive Anwendung ist der Apotheke nicht erlaubt
   In einer anderen Einrichtung, z. B. Heim, Hospiz, bei Hausbesuchen durch Pflegedienste und SAPV - Teams
2. Take-Home (Kennzeichnung der Verordnung mit „ST")
   Verordnung für den Bedarf bis zu 7 Tagen, in Einzelfällen bis zu 30 Tagen
   eigenverantwortliche Einnahme des Patienten
   Abgabe von Teilmengen möglich
   Sichtbezug an einzelnen Tagen möglich

Ärztliche Verordnung über ein Substitutionsmittel
Art der Verordnung?
„S-Verordnung" Substitutionsmittel zum Sichtbezug
„ST-Verordnung" Substitutionsmittel für Take-Home
Ist für bestimmte Einnahmezeitpunkte Sichtbezug vorgesehen?
Ja
Nein
Soll der Sichtbezug in der Apotheke stattfinden?
Ja
Nein
Vertrag mit dem Arzt liegt vor?
Nein
Ja
Abgabe/Lieferung an Arztpraxis/ Einrichtung geklärt?
Nein
Ja
Rücksprache mit dem Arzt
A

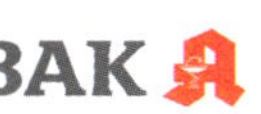

Leitlinie der Bundesapothekerkammer zur Qualitätssicherung

Herstellung und Abgabe der Betäubungsmittel zur Opioidsubstitution

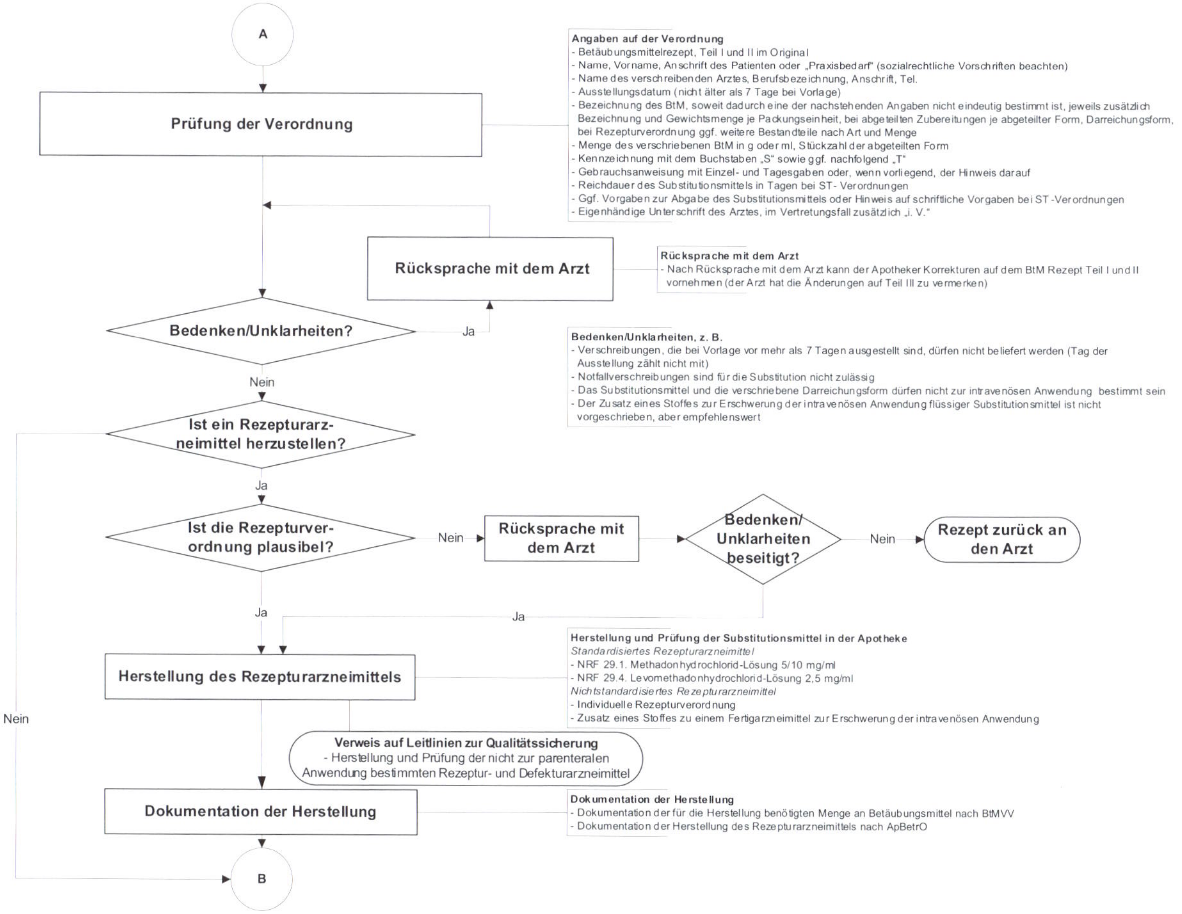

A

Prüfung der Verordnung

Angaben auf der Verordnung
- Betäubungsmittelrezept, Teil I und II im Original
- Name, Vorname, Anschrift des Patienten oder „Praxisbedarf" (sozialrechtliche Vorschriften beachten)
- Name des verschreibenden Arztes, Berufsbezeichnung, Anschrift, Tel.
- Ausstellungsdatum (nicht älter als 7 Tage bei Vorlage)
- Bezeichnung des BtM, soweit dadurch eine der nachstehenden Angaben nicht eindeutig bestimmt ist, jeweils zusätzlich Bezeichnung und Gewichtsmenge je Packungseinheit, bei abgeteilten Zubereitungen je abgeteilter Form, Darreichungsform, bei Rezepturverordnung ggf. weitere Bestandteile nach Art und Menge
- Menge des verschriebenen BtM in g oder ml, Stückzahl der abgeteilten Form
- Kennzeichnung mit dem Buchstaben „S" sowie ggf. nachfolgend „T"
- Gebrauchsanweisung mit Einzel- und Tagesgaben oder, wenn vorliegend, der Hinweis darauf
- Reichdauer des Substitutionsmittels in Tagen bei ST- Verordnungen
- Ggf. Vorgaben zur Abgabe des Substitutionsmittels oder Hinweis auf schriftliche Vorgaben bei ST-Verordnungen
- Eigenhändige Unterschrift des Arztes, im Vertretungsfall zusätzlich „i. V."

Bedenken/Unklarheiten?

Ja → **Rückspräche mit dem Arzt**

Rücksprache mit dem Arzt
- Nach Rücksprache mit dem Arzt kann der Apotheker Korrekturen auf dem BtM Rezept Teil I und II vornehmen (der Arzt hat die Änderungen auf Teil III zu vermerken)

Bedenken/Unklarheiten, z. B.
- Verschreibungen, die bei Vorlage vor mehr als 7 Tagen ausgestellt sind, dürfen nicht beliefert werden (Tag der Ausstellung zählt nicht mit)
- Notfallverschreibungen sind für die Substitution nicht zulässig
- Das Substitutionsmittel und die verschriebene Darreichungsform dürfen nicht zur intravenösen Anwendung bestimmt sein
- Der Zusatz eines Stoffes zur Erschwerung der intravenösen Anwendung flüssiger Substitutionsmittel ist nicht vorgeschrieben, aber empfehlenswert

Nein → **Ist ein Rezepturarzneimittel herzustellen?**

Nein → B

Ja → **Ist die Rezepturverordnung plausibel?**

Nein → **Rücksprache mit dem Arzt** → **Bedenken/Unklarheiten beseitigt?**

Nein → **Rezept zurück an den Arzt**

Ja → **Herstellung des Rezepturarzneimittels**

Herstellung und Prüfung der Substitutionsmittel in der Apotheke

Standardisiertes Rezepturarzneimittel
- NRF 29.1. Methadonhydrochlorid-Lösung 5/10 mg/ml
- NRF 29.4. Levomethadonhydrochlorid-Lösung 2,5 mg/ml

Nichtstandardisiertes Rezepturarzneimittel
- Individuelle Rezepturverordnung
- Zusatz eines Stoffes zu einem Fertigarzneimittel zur Erschwerung der intravenösen Anwendung

Verweis auf Leitlinien zur Qualitätssicherung
- Herstellung und Prüfung der nicht zur parenteralen Anwendung bestimmten Rezeptur- und Defekturarzneimittel

Dokumentation der Herstellung

Dokumentation der Herstellung
- Dokumentation der für die Herstellung benötigten Menge an Betäubungsmittel nach BtMVV
- Dokumentation der Herstellung des Rezepturarzneimittels nach ApBetrO

B

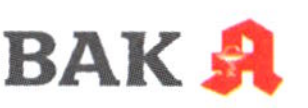

Stand der Revision: 10.05.2022

Leitlinie der Bundesapothekerkammer zur Qualitätssicherung

Herstellung und Abgabe der Betäubungsmittel zur Opioidsubstitution

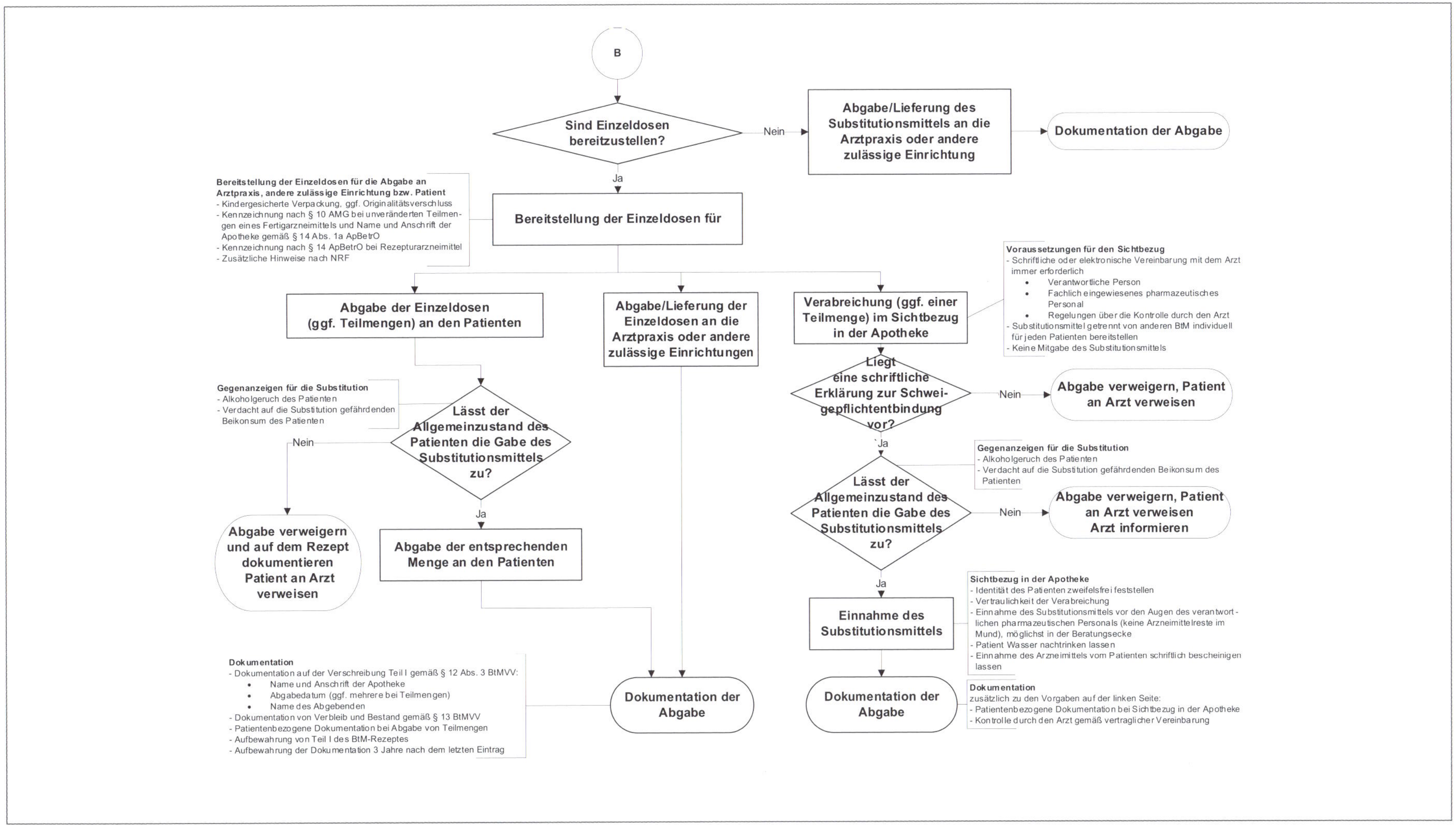

B

Sind Einzeldosen bereitzustellen?

Nein → Abgabe/Lieferung des Substitutionsmittels an die Arztpraxis oder andere zulässige Einrichtung → Dokumentation der Abgabe

Ja → Bereitstellung der Einzeldosen für

Bereitstellung der Einzeldosen für die Abgabe an Arztpraxis, andere zulässige Einrichtung bzw. Patient
- Kindergesicherte Verpackung, ggf. Originalitätsverschluss
- Kennzeichnung nach § 10 AMG bei unveränderten Teilmengen eines Fertigarzneimittels und Name und Anschrift der Apotheke gemäß § 14 Abs. 1a ApBetrO
- Kennzeichnung nach § 14 ApBetrO bei Rezepturarzneimittel
- Zusätzliche Hinweise nach NRF

Abgabe der Einzeldosen (ggf. Teilmengen) an den Patienten

Abgabe/Lieferung der Einzeldosen an die Arztpraxis oder andere zulässige Einrichtungen

Verabreichung (ggf. einer Teilmenge) im Sichtbezug in der Apotheke

Gegenanzeigen für die Substitution
- Alkoholgeruch des Patienten
- Verdacht auf die Substitution gefährdenden Beikonsum des Patienten

Lässt der Allgemeinzustand des Patienten die Gabe des Substitutionsmittels zu?

Nein → Abgabe verweigern und auf dem Rezept dokumentieren Patient an Arzt verweisen

Ja → Abgabe der entsprechenden Menge an den Patienten

Voraussetzungen für den Sichtbezug
- Schriftliche oder elektronische Vereinbarung mit dem Arzt immer erforderlich
  - Verantwortliche Person
  - Fachlich eingewiesenes pharmazeutisches Personal
  - Regelungen über die Kontrolle durch den Arzt
- Substitutionsmittel getrennt von anderen BtM individuell für jeden Patienten bereitstellen
- Keine Mitgabe des Substitutionsmittels

Liegt eine schriftliche Erklärung zur Schweigepflichtentbindung vor?

Nein → Abgabe verweigern, Patient an Arzt verweisen

Ja

Gegenanzeigen für die Substitution
- Alkoholgeruch des Patienten
- Verdacht auf die Substitution gefährdenden Beikonsum des Patienten

Lässt der Allgemeinzustand des Patienten die Gabe des Substitutionsmittels zu?

Nein → Abgabe verweigern, Patient an Arzt verweisen Arzt informieren

Ja → Einnahme des Substitutionsmittels

Sichtbezug in der Apotheke
- Identität des Patienten zweifelsfrei feststellen
- Vertraulichkeit der Verabreichung
- Einnahme des Substitutionsmittels vor den Augen des verantwortlichen pharmazeutischen Personals (keine Arzneimittelreste im Mund), möglichst in der Beratungsecke
- Patient Wasser nachtrinken lassen
- Einnahme des Arzneimittels vom Patienten schriftlich bescheinigen lassen

Dokumentation
- Dokumentation auf der Verschreibung Teil I gemäß § 12 Abs. 3 BtMVV:
  - Name und Anschrift der Apotheke
  - Abgabedatum (ggf. mehrere bei Teilmengen)
  - Name des Abgebenden
- Dokumentation von Verbleib und Bestand gemäß § 13 BtMVV
- Patientenbezogene Dokumentation bei Abgabe von Teilmengen
- Aufbewahrung von Teil I des BtM-Rezeptes
- Aufbewahrung der Dokumentation 3 Jahre nach dem letzten Eintrag

Dokumentation der Abgabe

Dokumentation der Abgabe

Dokumentation
zusätzlich zu den Vorgaben auf der linken Seite:
- Patientenbezogene Dokumentation bei Sichtbezug in der Apotheke
- Kontrolle durch den Arzt gemäß vertraglicher Vereinbarung

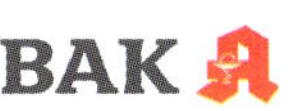

Stand der Revision: 10.05.2022

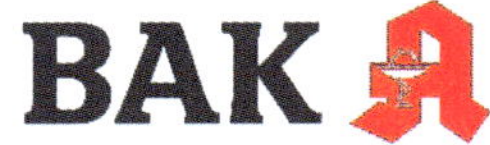

Leitlinie ☐
Kommentar ■
Arbeitshilfe ☐

Kommentar zur Leitlinie der Bundesapothekerkammer zur Qualitätssicherung

Herstellung und Abgabe der Betäubungsmittel zur Opioidsubstitution

Stand der Revision: 10.05.2022

(geändert am 26.04.2023: Kapitel 1 Wegfall der BtM-Höchstmengenregelung, Kapitel 2 und 3 Wegfall der „SZ-Versorgung“, Kapitel 2 Wegfall der Corona-Sonderregeln)

(geändert am 27.06.2023: Kapitel 2 Wegfall von Kapitel 2.3 sowie Anpassung der Reihenfolge der Kapitel)

■ Kommentar zur Leitlinie der Bundesapothekerkammer zur Qualitätssicherung
Herstellung und Abgabe der Betäubungsmittel zur Opioidsubstitution

Die Erläuterungen sind eine Zusammenfassung der Anforderungen pharmazeutischer Regeln. Sie dienen der Information und als Empfehlung und ergänzen die Leitlinie zur Qualitätssicherung „Herstellung und Abgabe der Betäubungsmittel zur Opioidsubstitution". Bei der Beschreibung der Prozesse bzw. der Erstellung von Standardarbeitsanweisungen (SOP) sind die Inhalte der Erläuterungen zu berücksichtigen.

Aus Gründen der besseren Lesbarkeit wird in diesem Text auf die gleichzeitige Verwendung der Sprachformen männlich, weiblich und divers (m/w/d) verzichtet. Sämtliche Personen- und Berufsbezeichnungen gelten gleichermaßen für alle Geschlechter.

Inhaltsverzeichnis

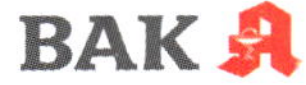

■ Kommentar zur Leitlinie der Bundesapothekerkammer zur Qualitätssicherung

Herstellung und Abgabe der Betäubungsmittel zur Opioidsubstitution

1 Verschreibungsfähige Betäubungsmittel zur Substitution

Als Substitutionsmittel bei Opioidabhängigkeit darf der Arzt nur verschreiben:

- Ein zur Substitution zugelassenes Arzneimittel, das nicht den Stoff Diamorphin enthält
- Zubereitungen von Levomethadon, Methadon oder Buprenorphin
- In begründeten Ausnahmefällen Zubereitungen von Codein oder Dihydrocodein
- Diamorphin als zur Substitution zugelassenes Arzneimittel (keine Bedeutung für Apotheke)

Diamorphin darf nur auf einem Sondervertriebsweg gemäß § 47 b Arzneimittelgesetz (AMG) [1] unmittelbar vom pharmazeutischen Unternehmer direkt an eine Einrichtung mit entsprechender Erlaubnis der zuständigen Behörde geliefert werden.

Zur Substitution zugelassene Fertigarzneimittel mit Apothekenrelevanz (beispielhaft)	Verschreibungsfähige Zubereitungen von:	Standardisierte Rezepturarzneimittel [2]
L-Polamidon®-Lösung zur Substitution (5 mg/ml Levomethadonhydrochlorid) **L-Polamidon®-Tabletten** (5/20 mg Levomethadonhydrochlorid) **L-Polaflux® 5 mg/ml Lösung zum Einnehmen** (Levomethadonhydrochlorid) **L-Poladdict® Tabletten** (5/20/30 mg Levomethadonhydrochlorid)	**Levomethadon**	NRF 29.4. Levomethadonhydrochlorid-Lsg. 2,5 mg/ml
Methaddict®-Tabletten (5/10/40 mg Methadonhydrochlorid) **Methaliq®-Lösung** (10 mg/ml Methadonhydrochlorid)	**Methadon**	NRF 29.1. Methadonhydrochlorid-Lsg. 5/10 mg/ml
Subutex® Sublingualtabl. (0,4/2/8 mg Buprenorphin als Buprenorphinhydrochlorid) **Suboxone® Sublingualtbl.** (2/0,5 mg, 8/2 mg und 16/4 mg Buprenorphin als Buprenorphin-hydrochlorid)	**Buprenorphin**	
zahlreiche Codein-haltige Fertigarzneimittel (Off-label-Use)	**Codein**	
zahlreiche Dihydrocodein-haltige Fertigarzneimittel (Off-label-Use)	**Dihydrocodein**	
Substitol® Hartkapseln retardiert (30/60/100/200 mg Morphinsulfat-Pentahydrat)	*Cave: Morphin als Zubereitung (Rezepturarzneimitttel) nicht verschreibungsfähig*	

Zur Substitution zugelassene Arzneimittel zur invasiven Verabreichung dürfen nur von in der arzneimittelrechtlichen Zulassung dafür vorgesehenem Personal verabreicht werden (§ 5 Abs. 9 BtMVV) [3]. Derzeit sind in Deutschland zwei Präparate zur Substitution zugelassen, welche aufgrund ihrer Darreichungsform im Rahmen der Sichtvergabe durch pharmazeu-

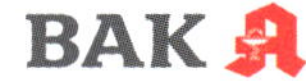

Stand der Revision: 10.05.2022

■ Kommentar zur Leitlinie der Bundesapothekerkammer zur Qualitätssicherung
Herstellung und Abgabe der Betäubungsmittel zur Opioidsubstitution

tisches Personal nicht angewendet werden können. Dies ist zum einen das in zwei unterschiedlichen Modalitäten zugelassene Arzneimittel Buvidal® (zur wöchentlichen bzw. monatlichen Anwendung), das als Depot-Injektionslösung zur Behandlung von Opioidabhängigkeit für die Substitutionstherapie im Handel ist. Zum anderen wird Sixmo® 74,2 mg Implantat zur Substitutionstherapie bei Opioidabhängigkeit im Rahmen einer medizinischen, sozialen und psychologischen Behandlung von klinisch stabilen erwachsenen Patienten angewendet, die nicht mehr als 8 mg sublinguales Buprenorphin pro Tag benötigen.

Codein und Dihydrocodein (DHC) dürfen in begründeten Ausnahmefällen für die Opioidsubstitution verordnet werden, z. B. wenn Methadon oder andere Substitutionsmittel nicht vertragen werden, das Therapieziel besser erreicht wird oder der Patient nach jahrelanger erfolgreicher Therapie unter DHC oder Codein die Umstellung verweigert. Der Anteil von Codein und Dihydrocodein lag laut Substitutionsregister des BfArM im Vergleich zu den gesamt gemeldeten Substitutionsmitteln in den letzten Jahren bei ca. 0,2% und ist somit sehr gering [4].

Hintergrundinformation:
Zur Behandlung des neonatalen Opioid-Entzugssyndroms wird Morphinhydrochlorid-Lösung (nicht für die Substitution nach § 5 BtMVV zugelassen) eingesetzt. Zur Herstellung eines für diese Indikation geeigneten Rezepturarzneimittels steht die NRF-Vorschrift 29.3. für die Morphinhydrochlorid-Trihydrat-Konzentration 0,5 mg/ml zur Verfügung [1]. Des Weiteren gibt es Untersuchungen zur Behandlung des neonatalen Opioid-Entzugssyndroms mit den Wirkstoffen Levomethadon, Methadon und Buprenorphin [5, 6].

2 Möglichkeiten der Überlassung des Betäubungsmittels zur Substitution

2.1 Überlassung zum unmittelbaren Verbrauch (Sichtbezug)

Sichtbezug darf gemäß § 5 Absatz 9 BtMVV u. a. durchführen:

- der substituierende Arzt in der Einrichtung, in der er tätig ist,
- medizinisches Personal, das der substituierende Arzt in seiner Einrichtung beauftragt,
- medizinisches, pflegerisches oder pharmazeutisches Personal oder in begründeten Fällen, in denen die Abgabe nicht anderweitig gewährleistet werden kann, sonstiges geeignetes Personal, das vom Arzt eingewiesen wurde, in
  - stationären Einrichtungen der medizinischen Rehabilitation,
  - Gesundheitsämtern,
  - Alten- und Pflegeheimen,
  - Hospizen sowie
  - anderen geeigneten und von der Landesbehörde zu diesem Zweck anerkannten Einrichtungen,

  sofern der Arzt nicht in der jeweiligen Einrichtung tätig ist und mit ihr eine Vereinbarung getroffen hat,
- Apotheker oder anderes pharmazeutisches Personal in einer Apotheke, sofern der Arzt mit dem Apotheker eine Vereinbarung getroffen hat,
- dafür ausgebildetes Personal in den dafür anerkannten Einrichtungen der Suchtkrankenhilfe,
- bei Hausbesuchen

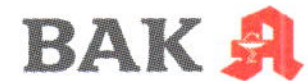

■ Kommentar zur Leitlinie der Bundesapothekerkammer zur Qualitätssicherung
Herstellung und Abgabe der Betäubungsmittel zur Opioidsubstitution

- › der substituierende Arzt oder von ihm eingesetztes medizinisches Personal oder
- › medizinisches oder pflegerisches Personal von
  - ambulanten Pflegediensten oder
  - Einrichtungen der spezialisierten ambulanten Palliativversorgung

sofern der Arzt mit dem Pflegedienst oder dieser Einrichtung eine Vereinbarung getroffen hat.

Soll das Substitutionsmittel dem Patienten zum unmittelbaren Verbrauch (Sichtbezug) verabreicht werden, darf der Arzt dem Patienten das BtM-Rezept aushändigen, sofern er dies für vertretbar hält.

2.1.1 Sichtbezug in der Arztpraxis oder in einer anderen zulässigen Vergabestelle

Das Substitutionsmittel wird dem Patienten zum unmittelbaren Verbrauch in der Arztpraxis oder in einer anderen zulässigen Vergabestelle verabreicht. Die Versorgung an Sonn- und Feiertagen muss sichergestellt werden.

Der Arzt kann für den Sichtbezug Einzeldosen verordnen oder die Gesamtmenge, aus der in der Arztpraxis oder der Vergabestelle Einzeldosen entnommen werden.

Hinweis:
Im Falle des Einsatzes von EDV-gestützten Dosiersystemen erfolgt die Verordnung als „Praxisbedarf". Für den Praxisbedarf darf der Arzt nicht mehr als einen Zweiwochenbedarf verschreiben. Hier müssen bei der Belieferung und Abrechnung einer solchen Verordnung sozialrechtliche Vorschriften (GKV-Regelungen) bzw. gesonderte vertragliche Vereinbarungen zwischen Apothekerverbänden und GKV beachtet werden, die regional unterschiedlich sein können.

2.1.2 Sichtbezug in der Apotheke

Der Arzt kann mit der Apotheke vereinbaren, dass das Substitutionsmittel zum unmittelbaren Verbrauch in der Apotheke verabreicht wird. Der Abschluss einer entsprechenden schriftlichen oder elektronischen Vereinbarung ist Voraussetzung für die Sichtvergabe, § 10 Abs. 9 Satz 2 und 4 BtMVV. Der Sichtbezug umfasst die Überlassung des Substitutionsmittels zum unmittelbaren Verbrauch; die invasive Anwendung ist der Apotheke nicht erlaubt. Dies betrifft insbesondere die Verabreichung von Depotsubstitutionsmitteln, die medizinischem Fachpersonal vorbehalten ist. Beim Abschluss einer Vereinbarung mit dem behandelnden Arzt empfiehlt es sich, hierzu eine ausdrückliche Vereinbarung zu treffen.

Die Apotheke ist nicht verpflichtet, die Vergabe unter Sichtbezug zu übernehmen. Es handelt sich vielmehr um eine freiwillige apothekerliche Dienstleistung, für die die Apotheke ein Honorar verlangen darf. Dies gilt auch für einmalige Sichtvergaben (Ausnahmefall bzw. „Aushilfe"). Der Arzt behält jedoch die Verantwortung für den Sichtbezug. Sichtbezug in der Apotheke bedarf zwingend einer Vereinbarung zwischen Arzt und Apotheker, die in schriftlicher oder elektronischer Form vorliegen muss (siehe Kapitel 10 „Arbeitshilfen").

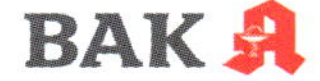

■ **Kommentar zur Leitlinie der Bundesapothekerkammer zur Qualitätssicherung**
Herstellung und Abgabe der Betäubungsmittel zur Opioidsubstitution

2.2 Eigenverantwortliche Einnahme durch den Patienten (Take-home-Bedarf)

Wenn der Verlauf der Behandlung es zulässt, kann der Arzt dem Patienten die eigenverantwortliche Einnahme des Substitutionsmittels erlauben. Der Arzt darf Take-home-Bedarf nur im Rahmen einer persönlichen ärztlichen oder telemedizinischen Konsultation verordnen [7]. Gemäß den Richtlinien der Bundesärztekammer soll der Patient den Arzt einmal wöchentlich persönlich aufsuchen [7]. In einem Zeitraum von 30 Tagen hat mindestens eine persönliche Konsultation stattzufinden.

Kriterien einer stabilen Substitutionsbehandlung gemäß Richtlinie der Bundesärztekammer zur Substitution Opioidabhängiger:

- regelmäßige Wahrnehmung der Arztkontakte
- abgeschlossene Einstellung des Substitutionsmittels
- kein Beikonsum weiterer Substanzen, die zusammen mit dem Substitutionsmittel zu einer schwerwiegenden Gesundheitsgefährdung führen können
- keine groben Verhaltensauffälligkeiten im Praxiskontakt
- psychosoziale Stabilisierung
- i.d.R. einmal pro Woche persönlicher Kontakt zwischen Arzt und Patient

Verordnet werden kann grundsätzlich der Take-home-Bedarf für bis zu 7 Tage. In begründeten Einzelfällen darf der substituierende Arzt auch die für bis zu 30 Tage benötigte Menge als Take-home-Bedarf verordnen. Ein solcher Einzelfall kann durch einen medizinischen oder anderen Sachverhalt begründet sein und muss vom Patienten glaubhaft gegenüber dem Arzt dargelegt werden. Beispiele für medizinischen Sachverhalte werden in der Richtlinie der Bundesärztekammer zur Durchführung der substitutionsgestützten Behandlung Opioidabhängiger [5] beschrieben. Andere Sachverhalte können persönlicher oder beruflicher Natur sein und die Teilhabe des Patienten am gesellschaftlichen Leben oder seine Erwerbstätigkeit betreffen, z. B. mehrwöchige Urlaubs- oder Dienstreisen im In- und Ausland (Auslandsreisen mit entsprechender Bescheinigung [8], Tätigkeiten auf Montage. Der Apotheker hat allerdings nicht zu überprüfen, ob ein begründeter Einzelfall vorliegt.

Abweichend vom Take-home-Bedarf bei stabiler Substitutionsbehandlung kann der Arzt dem Patienten das Substitutionsmittel für die eigenverantwortliche Einnahme ausnahmsweise für bis zu sieben aufeinanderfolgende Tage verordnen, wenn die Kontinuität der Substitutionsbehandlung des Patienten nicht anderweitig gewährleistet werden kann, der Verlauf der Behandlung dies zulässt, Risiken der Selbst- oder Fremdgefährdung soweit wie möglich ausgeschlossen sind und die Sicherheit und Kontrolle des Betäubungsmittelverkehrs nicht beeinträchtigt wird (§ 5 Absatz 8 Satz 1 BtMVV).

Das Rezept über den Take-home-Bedarf wird in der Apotheke vorgelegt und vom pharmazeutischen Personal beliefert. Das Betäubungsmittel muss einzeldosiert und in kindergesicherter Verpackung sowie möglichst mit Originalitätsverschluss abgegeben werden.

Information zu Codein und Dihydrocodein:

Aufgrund der kurzen Halbwertszeit von Codein oder Dihydrocodein besteht gemäß § 5 Abs. 7 BtMVV für den Arzt die Möglichkeit, dem Patienten nach der Überlassung einer Dosis zum unmittelbaren Verbrauch die für den verbleibenden Tag zusätzlich benötigten Mengen des Substitutionsmittels in abgeteilte Einzeldosen auszuhändigen und ihm dessen

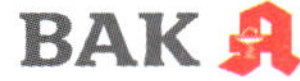

■ Kommentar zur Leitlinie der Bundesapothekerkammer zur Qualitätssicherung
Herstellung und Abgabe der Betäubungsmittel zur Opioidsubstitution

eigenverantwortliche Einnahme zu gestatten mit dem Ziel, einen stabilen Blutspiegel des Wirkstoffs zu gewährleisten. Die Möglichkeit der Verordnung von Codein und Dihydrocodein in der bis zu zwei bzw. sieben Tagen benötigten Menge bleibt davon unberührt.

3 Angaben auf der Verordnung

	Überlassung	
	zum unmittelbaren Verbrauch (Sichtbezug)	als Take-home-Bedarf für bis zu 7 bzw. 30 Tage
Rezeptart	BtM-Rezept, Teil I und II im Original	
Besondere Kennzeichnung des Rezeptes	„S"	„S" und nachfolgend „T" (ST-Verordnung)
	Ggf. „Praxisbedarf"	
Besonderheiten	für Praxisbedarf maximal 2-Wochen-Bedarf	Arzt kann patientenindividuell Zeitpunkte festlegen, an denen ■ die Apotheke Teilmengen des Substitutionsmittels an den Patienten abgeben soll oder ■ Teilmengen an die Arztpraxis abzugeben sind oder ■ Sichtbezug in der Apotheke durchgeführt werden soll (siehe Kapitel 3.1)
Erforderliche Angaben auf dem Rezept (gemäß § 9 BtMVV)	■ Name, Vorname, Anschrift des Patienten oder für den Bedarf in einer Praxis die Angabe „Praxisbedarf" ■ Name des verschreibenden Arztes, Berufsbezeichnung, Anschrift und Telefonnummer ■ Ausstellungsdatum ■ Bezeichnung des Betäubungsmittels; soweit dadurch eine der nachstehenden Angaben nicht eindeutig bestimmt ist, jeweils zusätzlich Bezeichnung und Gewichtsmenge je Packungseinheit, bei abgeteilten Zubereitungen je abgeteilter Form, Darreichungsform, bei Rezepturverordnung ggf. weitere Bestandteile nach Art und Menge ■ Menge des verschriebenen Betäubungsmittels in g oder ml, Stückzahl der abgeteilten Form ■ besondere Kennzeichnung des Rezeptes siehe oben ■ Gebrauchsanweisung mit Einzel- und Tagesgaben oder, wenn dem Patienten eine schriftliche Gebrauchsanweisung ausgehändigt wurde, der Hinweis darauf ■ bei Verordnungen von Take-home-Bedarf (ST-Verordnung) Angabe der Reichdauer in Tagen, für die die Verordnung ausreichen soll (§ 9 Abs. 1 Nr. 6 BtMVV) ■ bei Take-home-Verordnung ggf. Vorgaben zur Abgabe des Substitutionsmittels (Abgabezeitpunkte für Teilmengen oder Sichtbezug) oder ein Hinweis auf diese schriftlichen Vorgaben ■ Unterschrift des Arztes, im Vertretungsfall zusätzlich „i. V."	

Gemäß § 5 Abs. 6 BtMVV dürfen die Substitutionsmittel nicht zur intravenösen Anwendung bestimmt sein. Die Darreichungsformen Hartkapseln, Lösung zum Einnehmen, Tropfen zum

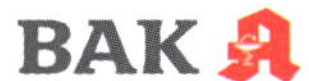

Kommentar zur Leitlinie der Bundesapothekerkammer zur Qualitätssicherung
Herstellung und Abgabe der Betäubungsmittel zur Opioidsubstitution

Einnehmen, Tabletten und Sublingualtabletten erfüllen beispielsweise diese Anforderung. Verordnet der Arzt eine flüssige Zubereitung, kann er einen Zusatzstoff als Bestandteil verordnen, um die intravenöse Anwendung zu erschweren bzw. auszuschließen. Sollte der Arzt im Rahmen der Take-home-Verordnung eine Lösung ohne den Zusatz eines Verdickungsmittels und/oder eines stark osmotisch aktiven Stoffes verordnen, entscheidet der Apotheker über die Art des Zusatzes von Stoffen zur Erschwerung der intravenösen Anwendung (siehe Kapitel 4.1 „Zubereitung").

Nach § 12 Abs. 2 BtMVV kann der Apotheker nach Rücksprache mit dem Arzt Korrekturen auf dem Rezept vornehmen. Der Arzt hat die Korrekturen auf dem Teil III der Verordnung vorzunehmen. Ggf. sind sozialrechtliche Vorgaben sind zu berücksichtigen.

Hinweise:
Verschreibungen (GKV- und Privatrezepte), die bei Vorlage in der Apotheke vor mehr als 7 Tagen ausgefertigt sind, dürfen nicht beliefert werden (Tag der Ausstellung zählt nicht mit).

Eine Notfallverschreibung über ein Substitutionsmittel („S" und „N" auf einem Rezept) ist nach § 8 Abs. 6 BtMVV nicht zulässig; infektionsschutzrechtliche Ausnahmeregelungen, die während der Corona-Pandemie galten, sind außer Kraft getreten. Das Rezept ist in diesem Fall ungültig; eine Rücksprache mit dem verordnenden Arzt ist erforderlich, § 17 Abs. 5 Satz 3 ApBetrO.

3.1 Angaben auf der Sichtbezugs-Verordnung (S-Verordnung)

Sichtbezugs-Verordnungen müssen mit dem Buchstaben „S" für Substitution gekennzeichnet sein.

Sofern Abgabetage auf Sichtbezugsrezepten angegeben sind, müssen diese nicht zusammenhängend sein. Das Sichtbezugsrezept kann beispielsweise die Wochenenden auslassen, wenn hierfür jeweils „ST-Verordnungen" vom Arzt vorgesehen sind.

3.2 Angaben auf der Take-home-Verordnung (ST-Verordnung)

Der Arzt kann auf der Take-home-Verschreibung patientenindividuelle Zeitpunkte festlegen, an denen

- die Apotheke Teilmengen des Substitutionsmittels an den Patienten abzugeben hat und/oder
- zum unmittelbaren Verbrauch bestimmte Teilmengen an die Arztpraxis abzugeben sind und/oder
- Sichtbezug in der Apotheke durchgeführt werden soll. Hat die Apotheke keine Vereinbarung über den Sichtbezug in der Apotheke mit dem Arzt abgeschlossen (freiwillig), ist dies ggf. nachzuholen oder der Patient zurück an den Arzt zu verweisen. Das Rezept darf in diesem Fall nicht beliefert werden; eine Rücksprache mit dem verordnenden Arzt ist erforderlich, § 17 Abs. 5 Satz 3 ApBetrO [9].

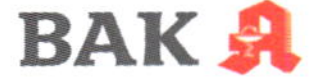

■ Kommentar zur Leitlinie der Bundesapothekerkammer zur Qualitätssicherung
Herstellung und Abgabe der Betäubungsmittel zur Opioidsubstitution

Die Verschreibung ist nach dem Buchstaben „S“ zusätzlich mit dem Buchstaben „T“ zu kennzeichnen. Die Reihenfolge der Buchstaben ist zur Vermeidung von Retaxationen unbedingt einzuhalten.

4 Herstellung und Prüfung der Substitutionsmittel in der Apotheke

Es gilt:
Leitlinie zur Qualitätssicherung „Herstellung und Prüfung der nicht zur parenteralen Anwendung bestimmten Rezeptur- und Defekturarzneimittel“

4.1 Zubereitung

Verordnet der Arzt das Substitutionsmittel als Rezepturarzneimittel unter Zusatz eines Stoffes zur Erschwerung der intravenösen Anwendung, sollte möglichst auf eine standardisierte und anerkannte Herstellungsvorschrift zurückgegriffen werden. Ggf. sollte diesbezüglich mit dem Arzt Rücksprache gehalten werden.

Folgende standardisierte Rezepturvorschriften des NRF [2] **stehen zur Verfügung:**
- NRF 29.1. Methadonhydrochlorid-Lösung 5/10 mg/ml
- NRF 29.4. Levomethadonhydrochlorid-Lösung 2,5 mg/ml

Wird die Herstellung eines Arzneimittels nicht nach standardisierten Rezepturvorschriften verordnet, sondern soll beispielsweise aus einem Fertigarzneimittel ein Rezepturarzneimittel hergestellt werden, entscheidet der Apotheker über die Art des Zusatzes von Stoffen zur Erschwerung der intravenösen Anwendung; dies ist nach § 7 Abs. 1 Satz 3 ApBetrO zulässig.

Zusatzstoffe, die zu einem Lebensmittel-ähnlichen Erscheinungsbild führen, sind bei Rezepturarzneimitteln auf Take-home-Verschreibung nicht zu empfehlen und sollen auch bei Rezepturarzneimitteln für den Sichtbezug nicht verwendet werden. Dies gilt u. a. für Himbeersirup und Orangensaft.

Als Zusätze zur Erschwerung der intravenösen Anwendung stehen Stoffe und Zubereitungen zur Verfügung, welche die osmotische Aktivität und/oder die Viskosität erhöhen:
- Viskose Grundlösung DAC (vgl. NRF-Vorschrift S.20.)
- Saccharosefreie Trägerlösung analog NRF-Vorschrift 2.4.
- Zuckersirup DAB
- Glycerol
- Carmellose-Natrium 600 (10 mg/ml)
- Hydroxyethylcellulose 250 (10 mg/ml)

4.2 Prüfung

Wird das Substitutionsmittel im Voraus unter den Voraussetzungen des § 21 Abs. 2 Nummer 1 AMG als Defekturarzneimittel gemäß § 1a Abs. 9 Apothekenbetriebsordnung (ApBetrO) in

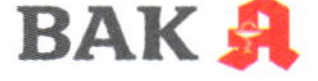

■ Kommentar zur Leitlinie der Bundesapothekerkammer zur Qualitätssicherung
Herstellung und Abgabe der Betäubungsmittel zur Opioidsubstitution

Form von Bulkware zur späteren Abfüllung hergestellt oder wird es in Form einer Stammlösung als Zwischenprodukt für die spätere Weiterverarbeitung hergestellt, muss die Qualität des hergestellten Produktes geprüft werden. Um Umfang und Aufwand der Prüfung festzulegen, ist die Risikoabschätzung des Produktes entsprechend DAC-Anlage J vorzunehmen [2].

4.3 Verpackung

Substitutionsmittel zur eigenverantwortlichen Einnahme sind in der Apotheke entsprechend den verordneten Einnahmetagen in Einzeldosisbehältnisse abzufüllen bzw. abzupacken und kindergesichert zu verschließen.

Für die Abfüllung von Einzeldosen zur Take-home-Gabe eignen sich insbesondere folgende Gefäße [2]:

- Kindergesichertes Einzeldosisbehältnis aus Polypropylen mit Prellverschluss und Originalitätssicherung (Substitutionstrinkampulle)
- Kindergesichertes Kunststoffbehältnis mit Druck-Dreh-Schraubverschluss, ggf. mit zusätzlicher Originalitätssicherung
- Braunglasflasche mit kindergesichertem Druck-Dreh-Schraubverschluss; ggf. mit zusätzlicher Originalitätssicherung

Bei der Abteilung der Einzeldosis ist besonderes Augenmerk auf die Dosiergenauigkeit zu legen, da Schwankungen um mehr als 5 % aus therapeutischer Sicht nicht zu tolerieren sind. Es ist empfehlenswert, standardisierte Lösungen mit bekannter Dichte gravimetrisch zu dosieren. Wird volumetrisch abgeteilt, sind geeignete Dosiereinrichtungen einzusetzen, z. B. Kolbenpipetten [2]. Inprozesskontrollen sind gravimetrisch durchzuführen. Flaschenaufsatzdosierer sind regelmäßig zu kalibrieren und jeweils auf das Substitutionsmittel abzustimmen. Die entsprechenden Prüfanweisungen des Herstellers sind zu beachten.

4.4 Kennzeichnung

Als Bulkware hergestellte Defekturarzneimittel sollen u. a. mit dem Verfallsdatum gekennzeichnet werden, das auch für daraus abgefüllte Rezepturarzneimittel zu berücksichtigen ist.

Rezepturarzneimittel in Mehrdosenbehältnissen sind entsprechend § 14 ApBetrO zu kennzeichnen. Auch Rezepturarzneimittel in Einzeldosisbehältnissen sind neben der äußeren Umhüllung sicher zu kennzeichnen. Bei der Verwendung von Fertigarzneimitteln als Rezepturbestandteil wird empfohlen, über die Forderung des § 14 ApBetrO hinaus die enthaltene Menge des Wirkstoffes zu kennzeichnen („20 mg Levomethadonhydrochlorid" statt „4 ml L-Polaflux® 5 mg/ml Lösung zum Einnehmen") [10].

Im Falle eines Rezepturarzneimittels sind die Einzeldosisbehältnisse gemäß § 14 ApBetrO und unter Einbeziehung der folgenden Angaben zu kennzeichnen:

- „Enthält ... mg [Wirkstoff]" (individuell verordnete Einzeldosis)
- „Lösung am ... einnehmen" (vorgesehener Einnahmetag)
- „Für Kinder unzugänglich aufbewahren! Nicht zur Injektion, Lebensgefahr! Achtung! Die enthaltene Einzeldosis kann für nicht gewöhnte Patienten tödlich sein."

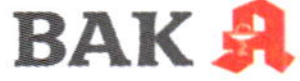

■ Kommentar zur Leitlinie der Bundesapothekerkammer zur Qualitätssicherung

Herstellung und Abgabe der Betäubungsmittel zur Opioidsubstitution

Handelt es sich um unveränderte Teilmengen eines Fertigarzneimittels, z. B. Auseinzelung von Buprenorphin, sind die Einzeldosisbehältnisse gemäß § 10 Arzneimittelgesetz (AMG) ebenfalls unter Einbeziehung der oben aufgeführten Angaben zu kennzeichnen sowie gemäß § 14 Abs. 1a ApBetrO mit Name und Anschrift der Apotheke zu versehen. Bei jeder neuen Fertigarzneimittelpackung ist dem Patienten die Packungsbeilage mitzugeben.

4.5 Lagerung

Abgabefertige Packungen, Defekturarzneimittel, Bulkware und Zwischenprodukte müssen bis zur Abgabe, Konfektionierung oder Weiterverarbeitung im BtM-Schrank gelagert werden.

5 Abgabe des Substitutionsmittels

5.1 Abgabe des Take-home-Bedarfs

Bei begründetem Verdacht auf Missbrauch und die Substitution gefährdenden Beikonsum ist die Abgabe des Substitutionsmittels zu verweigern, dies auf dem Rezept gemäß § 17 Abs. 5 ApBetrO mit dem Hinweis „Abgabe verweigert" mit Angabe zur Apotheke zu dokumentieren und der Patient an den Arzt zu verweisen (siehe Kapitel 6 „Arzneimittelrisiken").

5.2 Abgabe an die Arztpraxis oder andere zulässige Vergabestellen

Ist das Substitutionsmittel zum Sichtbezug verordnet worden, wird es in der Apotheke an den Arzt oder sein medizinisches Fachpersonal oder anderes zulässiges Personal gemäß § 5 Absatz 9 BtMVV abgegeben oder unter den Voraussetzungen des § 17 Abs. 2 ApBetrO in die Arztpraxis oder an die vom Arzt angegebene Vergabestelle geliefert. Soll der Sichtbezug in einem Alten- oder Pflegeheim durchgeführt werden und das Substitutionsmittel dorthin geliefert werden, ist ggf. eine vertragliche Vereinbarung zwischen Heimträger und Apotheker (Betriebserlaubnisinhaber) nach § 12 Apothekengesetz erforderlich.

5.3 Sichtbezug in der Apotheke

Hat die Apotheke eine Vereinbarung mit dem substituierenden Arzt über den Sichtbezug abgeschlossen, wird die tägliche Einzeldosis für die betreffenden Patienten als vollständig gekennzeichnetes Rezepturarzneimittel bereitgestellt bzw. zeitnah ad hoc abgefüllt.

Die Identität des Patienten ist zweifelsfrei festzustellen. Besteht der Verdacht, auf die Substitution gefährdenden Beikonsum, ist die Abgabe des Substitutionsmittels zu verweigern, und das weitere Vorgehen mit dem Arzt zu besprechen. Die Information des Arztes setzt voraus, dass der Patient eine Erklärung zur Entbindung von der Schweigepflicht unterschrieben hat. (siehe Kapitel 10 „Arbeitshilfen")

Der Patient hat das Substitutionsmittel vor den Augen des verantwortlichen pharmazeutischen Mitarbeiters einzunehmen. Die Vertraulichkeit der Verabreichung ist zu gewährleisten. Dem Patienten sollte die Beratungsecke in der Apotheke zur Verfügung gestellt werden. Es ist darauf zu achten, dass keine Arzneimittelreste im Mund verbleiben. Der Patient soll hinterher ein Glas Wasser trinken.

Die Einnahme ist vom Patienten schriftlich zu bestätigen (siehe Kapitel 10 „Arbeitshilfen").

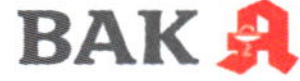

■ **Kommentar zur Leitlinie der Bundesapothekerkammer zur Qualitätssicherung**
Herstellung und Abgabe der Betäubungsmittel zur Opioidsubstitution

Hinweis:
Die Apotheke sollte prüfen, ob zwischen der Krankenkasse und dem Landesapothekerverband ein entsprechender Vertrag über die Überlassung der Substitutionsmittel zum unmittelbaren Verbrauch geschlossen wurde und damit für sie die Möglichkeit besteht, den Sichtbezug als Dienstleistung von der Krankenkasse honorieren zu lassen.

Die Apotheke hat zu beachten:

- Von anderen BtM getrennte Bereitstellung des Substitutionsmittels
- Verabreichung des Substitutionsmittels möglichst nur während der Öffnungszeiten der Arztpraxis, um im Zweifel Rücksprache halten zu können
- Sicherstellung der Versorgung an Sonn- und Feiertagen; keine Mitgabe des Substitutionsmittels
- Aus Sicherheitsaspekten sollten immer mindestens zwei Mitarbeiter in der Apotheke anwesend sein
- Der Lagerplatz des Substitutionsmittels in der Apotheke sollte für den Patienten nicht einsehbar sein

6 Arzneimittelrisiken

Unerwünschte Arzneimittelwirkungen sowie der begründete Verdacht auf Miss- und Fehlgebrauch von Arzneimitteln – in diesem Sinne den Gebrauch von substitutionsgefährdendem Beikonsum – zählen zu den im Stufenplan definierten Arzneimittelrisiken.

Es gilt:
Leitlinie zur Qualitätssicherung „Risiken bei Arzneimitteln und Medizinprodukten – Maßnahmen in der Apotheke“

7 Dokumentation

Der Zu- und Abgang der Betäubungsmittel muss in der Apotheke dokumentiert werden. Dies kann auf Karteikarten, in Betäubungsmittelabgabebücher oder auch elektronisch vorgenommen werden. Teil I des Betäubungsmittelrezeptes muss im Original aufbewahrt werden. Auch die im Voraus erfolgte Herstellung abgabefertiger Packungen und Zwischenprodukte muss nach BtMVV dokumentiert werden.

Für Zu- und Abgänge der Betäubungsmittel ist die vollständige Adresse des verschreibenden Arztes, des Lieferanten oder des Empfängers zu dokumentieren. Am Ende des Kalendermonats hat der Apothekenleiter die Eintragungen zu prüfen und Änderungen des Bestandes mit Datum und Unterschrift zu bestätigen.

Wird dem Patienten das Substitutionsmittel in der Apotheke verabreicht, ist gemäß § 13 Abs. 1 Satz 4 BtMVV der Verbleib patientenbezogen nachzuweisen. Es empfiehlt sich, für jeden Patienten eine Karteikarte zu führen bzw. den Vordruck des Bundesinstituts für Arzneimittel und Medizinprodukte (BfArM) „Empfehlung zur patientenbezogenen Betäubungsmittel-Dokumentation“ zu verwenden (siehe Kapitel 10 „Arbeitshilfen“). Da der Sichtbezug in der Apotheke unter Verantwortung des Arztes erfolgt, ist das Betäubungsmittel aus dem Bestand

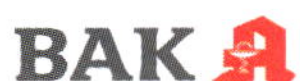

■ Kommentar zur Leitlinie der Bundesapothekerkammer zur Qualitätssicherung
Herstellung und Abgabe der Betäubungsmittel zur Opioidsubstitution

der Apotheke auszutragen und in der Dokumentation des Patienten als Eingang zu vermerken. Der verschreibende Arzt wird am Ende jedes Kalendermonats durch die Apotheke über die erfolgte Prüfung und Nachweisführung schriftlich oder elektronisch unterrichtet. Alternativ nimmt der verschreibende Arzt persönlich Einsicht in die patientenbezogene Dokumentation und bestätigt dies mit Datum und Unterschrift. Wie der substituierende Arzt den Sichtbezug in der Apotheke kontrolliert, ist vertraglich festzulegen.

Werden im Rahmen einer Take-home-Verordnung Teilmengen abgegeben, ist die Abgabe der Teilmengen dokumentationspflichtig. In diesem Fall empfiehlt sich ebenfalls die patientenbezogene Dokumentation.

Eine Sonderstellung nehmen Codein und Dihydrocodein ein. Werden sie als Fertigarzneimittel für einen Abhängigen auf BtM-Rezept verordnet, ist die Aufbewahrung des Teils I des Rezeptes ausreichend. Darüber hinaus ist keine weitere Dokumentation erforderlich. Für die Verwendung von Codein und Dihydrocodein als Ausgangsstoffe zur Herstellung in der Apotheke sind Zu- und Abgang gemäß § 13 BtMVV zu dokumentieren.

Werden im Rahmen der Substitutionsbehandlung flüssige Arzneimittel portioniert und verabreicht oder weiterverarbeitet, ist mit einer Differenz zwischen Zugang und Abgang zu rechnen. Es empfiehlt sich, den Bestand zeitnah zu korrigieren. Dabei sind bis zu 3 % Minderbestand gegenüber Soll allgemein als unvermeidlicher Schwund zu akzeptieren. Höhere Verluste sollten jedoch mit entsprechender Begründung dokumentiert werden. Ein Mehrbestand durch Überfüllung des flüssigen Fertigarzneimittels ist ebenfalls im Bestand zu dokumentieren.

Betäubungsmittelrezepte, Abgabebücher und Karteikarten müssen nach dem letzten Eintrag drei Jahre aufbewahrt werden.

Für die Herstellung der Rezeptur- und Defekturarzneimittel sind bezüglich der Dokumentation die Vorschriften der ApBetrO zu berücksichtigen. Die Abfüllung eines im Voraus als Bulkware hergestellten Defekturarzneimittels zu gebrauchsfertigen Rezepturarzneimitteln ist ebenfalls dokumentationspflichtig. In diesem Fall ist ein vereinfachtes Herstellungsprotokoll ausreichend.

Es gilt:
Leitlinie zur Qualitätssicherung „Herstellung und Prüfung der nicht zur parenteralen Anwendung bestimmten Rezeptur- und Defekturarzneimittel“ [11]

Substitutionsmittel, die nicht mehr verkehrsfähig sind, sind entsprechend § 16 BtMG [12] durch einen Apotheker in Gegenwart von zwei Zeugen in einer Weise zu vernichten, die eine auch nur teilweise Wiedergewinnung der Betäubungsmittel ausschließt sowie den Schutz von Mensch und Umwelt vor schädlichen Einwirkungen sicherstellt. Die Vernichtung ist zu protokollieren und dieses drei Jahre aufzubewahren. Dies gilt auch für die Vernichtung von Substitutionsmitteln, die nicht angewendet wurden (Patient erschien nicht zum Sichtbezug, Sichtbezug konnte aufgrund von gefährdenden Beikonsum nicht stattfinden), sowie bei der Entgegennahme von Substitutionsmitteln zur Vernichtung aus Arztpraxen und anderen Vergabestellen.

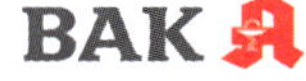

■ **Kommentar zur Leitlinie der Bundesapothekerkammer zur Qualitätssicherung**
Herstellung und Abgabe der Betäubungsmittel zur Opioidsubstitution

8 Literaturverzeichnis

1. Gesetz über den Verkehr mit Arzneimitteln (Arzneimittelgesetz - AMG). Bundesgesetz; 2005. URL: https://www.gesetze-im-internet.de/amg_1976/ [Stand am 09.05.2023].
2. ABDA - Bundesvereinigung Deutscher Apothekerverbände e. V. Deutscher Arzneimittel-Codex, Neues Rezeptur-Formularium: (DAC/NRF). Eschborn, Stuttgart: Avoxa - Mediengruppe Deutscher Apotheker GmbH; Deutscher Apotheker Verlag.
3. Verordnung über das Verschreiben, die Abgabe und den Nachweis des Verbleibs von Betäubungsmitteln (BtMVV). URL: https://www.gesetze-im-internet.de/btmvv_1998/BJNR008000998.html [Stand am 10.05.2022].
4. Bundesinstitut für Arzneimittel und Medizinprodukte. Substitutionsregister: Bericht zum Substitutionsregister. URL: https://www.bfarm.de/DE/Bundesopiumstelle/Substitutionsregister/_node.html;jsessionid=490D2618B18A5868AE5D997F5DEA6E90.internet542 [Stand am 10.05.2022].
5. Berghaus J. Das neonatale Drogenentzugssyndrom: Eine retrospektive Analyse von 2010 bis 2016 mit Einbeziehung eines begleitenden homöopathischen Therapie-Ansatzes. URL: https://edoc.ub.uni-muenchen.de/25558/2/Berghaus_Julia.pdf [Stand am 10.05.2022].
6. Davis JM, Shenberger J, Terrin N et al. Comparison of Safety and Efficacy of Methadone vs Morphine for Treatment of Neonatal Abstinence Syndrome: A Randomized Clinical Trial. JAMA Pediatr 2018; 172(8): 741–8.
7. Bundesärztekammer. Substitutionsgestützte Behandlung von Opioidabhängigen: Richtlinie der Bundesärztekammer zur Durchführung der substitutionsgestützten Behandlung Opioidabhängiger. URL: https://www.bundesaerztekammer.de/themen/aerzte/public-health/suchtmedizin/illegale-drogen/substitutionsgestuetzte-behandlung-von-opioidabhaengigen [Stand am 22.06.2023].
8. Bundesinstitut für Arzneimittel und Medizinprodukte. Reisen mit Betäubungsmitteln. URL: https://www.bfarm.de/DE/Bundesopiumstelle/Betaeubungsmittel/Reisen-mit-Betaeubungsmitteln/_node.html [Stand am 10.05.2022].
9. Verordnung über den Betrieb von Apotheken (Apothekenbetriebsordnung - ApBetrO). Bundesrechtsverordnung; 1995. URL: https://www.gesetze-im-internet.de/apobetro_1987/BJNR005470987.html [Stand am 09.05.2023].
10. Lenssen M-L, Heuermann A. Methadon- und Levomethadon: Substitutions-lösungen - auf dem Prüfstand. URL: https://www.pharmazeutische-zeitung.de/ausgabe-352017/substitutionsloesungen-auf-dem-pruefstand/ [Stand am 10.05.2022].
11. Bundesapothekerkammer. Leitlinien und Arbeitshilfen | ABDA: Herstellung und Prüfung der nicht zur parenteralen Anwendung bestimmten Rezeptur- und Defekturarzneimittel. URL: https://www.abda.de/fuer-apotheker/qualitaetssicherung/leitlinien/leitlinien-und-arbeitshilfen/ [Stand am 10.05.2022].
12. Gesetz über den Verkehr mit Betäubungsmitteln (Betäubungsmittelgesetz - BtMG). Bundesgesetz. URL: https://www.gesetze-im-internet.de/btmg_1981/ [Stand am 09.05.2023].

9 Weiterführende Literatur

13. Schack, K.; Schenk, A. Betäubungsmittel in der Apotheke. 11. Aufl. Eschborn: Govi; 2021
14. Häußermann K, Böhmer P. Betäubungsmittel in der Apothekenpraxis: Erwerb, Abgabe und Dokumentation. 3. Aufl. Stuttgart: Deutscher Apotheker Verlag; 2019

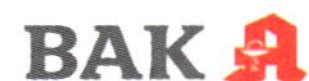

■ Kommentar zur Leitlinie der Bundesapothekerkammer zur Qualitätssicherung
Herstellung und Abgabe der Betäubungsmittel zur Opioidsubstitution

10 Arbeitshilfen

FORMBLÄTTER

- Mustervereinbarung zur Überlassung von Substitutionsmitteln zum unmittelbaren Verbrauch (Sichtbezug) im Rahmen der Opioidsubstitution in der Apotheke
- Patientenbezogene Dokumentation im Rahmen der Opioidsubstitution
- Beispiel für eine Erklärung zur Schweigepflichtentbindung im Rahmen der Opioidsubstitution

CHECKLISTEN

- Vorbereitung des Sichtbezugs im Rahmen der Opioidsubstitution

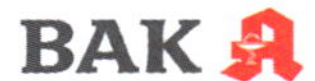

BAK

Leitlinie ☐
Kommentar ☐
Arbeitshilfe ■

Arbeitshilfe der Bundesapothekerkammer
zur Qualitätssicherung

FORMBLATT

■ Mustervereinbarung zur Überlassung von Substitutionsmitteln zum unmittelbaren Verbrauch (Sichtbezug) im Rahmen der Opioidsubstitution in der Apotheke

Stand der Revision: 27.06.2023

Leitlinie:
Herstellung und Abgabe der Betäubungsmittel zur Opioidsubstitution

■ **Arbeitshilfe zur Qualitätssicherung**

Herstellung und Abgabe der Betäubungsmittel zur Opioidsubstitution

Vereinbarung zur Überlassung von Substitutionsmitteln zum unmittelbaren Verbrauch (Sichtbezug) im Rahmen der Substitutionstherapie in der Apotheke

(§ 5 Abs. 9 Satz 2 Nummer 2, Satz 4 Betäubungsmittelverschreibungsverordnung (BtMVV))

zwischen beauftragendem Arzt/Ärztin (im Folgenden: Arzt)

Name: ______________________

Praxis-Adresse: ______________________

Telefon: ______________ Telefax: ______________

Mobiltelefon: ______________ Notfallnummer: ______________

E-Mail: ______________________

und der beauftragten Apotheke (im Folgenden: Apotheke)

Name: ______________________

Apotheken-Adresse: ______________________

Verantwortliche Person nach § 5 Abs. 9 Satz 4 BtMVV: ______________________

Telefon: ______________ Telefax: ______________

Mobiltelefon: ______________________

E-Mail: ______________________

Betriebserlaubnisinhaber: ______________________

für die vom Arzt für den Sichtbezug gemeldeten Patienten/Patientinnen.

■ Arbeitshilfe zur Qualitätssicherung

Herstellung und Abgabe der Betäubungsmittel zur Opioidsubstitution

1. In der Apotheke erhalten Patient*innen Substitutionsarzneimittel zur kontrollierten Einnahme unter Sicht (im weiteren Sichtbezug genannt). Arzt und Apotheke sind sich einig und bewusst, dass die invasive Anwendung von Substitutionsmitteln in der Apotheke von dieser Vereinbarung nicht umfasst ist. Der Arzt verpflichtet sich, seine Patient*innen hierüber zu informieren. Etwaige in der Apotheke vorstellige Patient*innen verweist die Apotheke an den Arzt. Der Arzt meldet jede Patientin/jeden Patienten vor Beginn des Sichtbezugs in der Apotheke an und stellt die erforderlichen Daten zur Person und zur Substitutionstherapie zur Verfügung (siehe Anlage 1). Der Arzt informiert die Apotheke soweit erforderlich über die bisherige Substitutionstherapie des Patienten/der Patientin, ggf. vorhandene oder zu berücksichtigende Erkrankungen und Begleitmedikation sowie ggf. weitere relevante Aspekte der Sichtvergabe.

2. Der Sichtbezug wird nach der Leitlinie der Bundesapothekerkammer zur „Herstellung und Abgabe der Betäubungsmittel zur Opioidsubstitution" in der jeweils geltenden Fassung durchgeführt.

3. Die therapeutische Verantwortung für die Überlassung eines Substitutionsmittels zum unmittelbaren Verbrauch verbleibt beim Arzt.

4. Der Sichtbezug in der Apotheke wird nur von fachkundigem und beauftragtem pharmazeutischen Personal durchgeführt. Dessen fachliche Einweisung erfolgt durch:

   ☐ den Arzt

   ☐ die vom ihm fachlich eingewiesene und beauftragte verantwortliche Person nach § 5 Abs. 9 Satz 4 BtMVV

   ☐ ____

   Die fachliche Einweisung umfasst beispielsweise Hinweise zur Einnahme der Substitutionsmittel und Handlungsempfehlungen bei Auffälligkeiten der Substitutionspatient*innen. Die Apotheke stellt dem Arzt eine Liste dieser Mitarbeiter*innen zur Verfügung (siehe Anlage 2). Änderungen werden dem Arzt unverzüglich bekanntgegeben. Die Einweisung wird wiederholt, und zwar ________ [*Abstand oder Voraussetzungen festlegen*].

5. Über sich ändernde Gegebenheiten, die Einfluss auf die Substitution haben können, wie

   ☐ Änderungen des gesundheitlichen Zustands,

   ☐ relevante Änderungen der Medikation des Patienten/der Patientin,

   ☐ akute Ereignisse und Auffälligkeiten, z. B.

      ☐ Fernbleiben,

      ☐ Nichtbeachtung der vereinbarten Einnahmezeitpunkte,

      ☐ Alkoholgeruch,

      ☐ Verdacht auf die Substitution gefährdenden Beikonsum,

      ☐ Verhaltensänderungen,

      ☐ Verletzungen,

      ☐ ______________

   wird der Arzt von der Apotheke informiert. Die vom Patienten/von der Patientin unterschriebene Erklärung zur Entbindung von der Schweigepflicht liegt der Apotheke vor.

6. Die Substitutionsmittel werden in der Apotheke in den Patient*innenbestand überführt und dort gemäß § 5 Abs. 9 Satz 5 BtMVV unter der Verantwortung des Arztes sachgerecht gelagert.

■ Arbeitshilfe zur Qualitätssicherung
Herstellung und Abgabe der Betäubungsmittel zur Opioidsubstitution

7. Die Dokumentation der Substitutionsmittel, die dem Patienten/der Patientin zum unmittelbaren Verbrauch überlassen werden, erfolgt gemäß § 13 Abs. 1 BtMVV patient*innenbezogen durch die Apotheke.

8. Die nach § 13 Abs. 2 BtMVV erforderliche Kontrolle der Eintragungen über Zugänge, Abgänge und Bestände der Substitutionsmittel sowie der Übereinstimmung der Bestände mit den geführten Nachweisen wird wie folgt vereinbart:

   ☐ Die Kontrolle erfolgt durch den Arzt. Der Arzt kann dazu in Absprache mit der Apotheke in den Geschäftsräumen der Apotheke die Dokumentation über die Zu- und Abgänge sowie die Bestände der Substitutionsarzneimittel seiner Patient*innen prüfen. Berechtigte Interessen der Apotheke, insbesondere an einem störungsfreien Geschäftsbetrieb, sind hierbei zu berücksichtigen.

   ☐ Die Kontrolle erfolgt durch die Apotheke. Am Ende eines jeden Kalendermonats unterrichtet die Apotheke den Arzt schriftlich/elektronisch[1] über die erfolgte Prüfung und Nachweisführung.

9. Der Arzt benennt rechtzeitig seine Vertretung unter Angabe von Name, Dauer der Vertretung, Praxisadresse und Telefon.

10. Die Apotheke erhält pro Vergabe eine Vergütung in Höhe von ____________ Euro zzgl. USt. [*ggf. streichen*].
    Die Rechnungsstellung erfolgt zum Monatsende / Quartalsende[1].

11. Die Vereinbarung kann mit einer Frist von 4 Wochen schriftlich oder elektronisch gekündigt werden. Das Recht zur fristlosen Kündigung aus wichtigem Grund bleibt unberührt.

12. Patient*innen, die den Betriebsablauf der Apotheke nachhaltig stören, können nach vorheriger Rücksprache mit dem substituierenden Arzt vom Sichtbezug ausgeschlossen werden.

13. Nicht mehr benötigte Restbestände von Substitutionsmitteln werden nach § 16 BtMG vernichtet.

14. Weitere Vereinbarungen:

____

____

______________________________	______________________________
Ort, Datum	Ort, Datum
______________________________	______________________________
Unterschrift Arzt/Ärztin	Unterschrift Apothekenleiter/-in

[1] Nichtzutreffendes bitte streichen

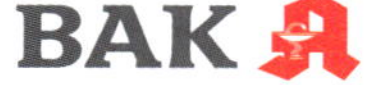

Stand der Revision: 27.06.2023

Arbeitshilfe zur Qualitätssicherung

Herstellung und Abgabe der Betäubungsmittel zur Opioidsubstitution

ANLAGE 1

Angaben zum Patienten/zur Patientin und zur Substitutionstherapie für den Sichtbezug

Name des Patienten/ der Patientin: ______________ Geb. Datum: ______________

Rezept/Anweisung vom: ______________

Änderung der Dosierung ab: (Datum) ______________

bis: (Datum) ______________

Arzneimittel: ______________

Dosierung: ______________

Hinweis zur Einnahme: (z. B. Getränk) ______________

____

Besondere Hinweise:

____

____

____

____

____

______________ Datum

______________ Unterschrift des Arztes/der Ärztin

☐ Anweisung wurde der Apotheke durch den Arzt/die Ärztin schriftlich übermittelt:

Datum, Uhrzeit: ______________

Unterschrift aufnehmende Person in der Apotheke:

____

■ **Arbeitshilfe zur Qualitätssicherung**
Herstellung und Abgabe der Betäubungsmittel zur Opioidsubstitution

ANLAGE 2
Mit dem Sichtbezug beauftragtes pharmazeutisches Personal

Name der Apotheke: ______________________

Apotheken-Adresse: ______________________

Vorname, Nachname	Beruf	Einweisung erfolgt	Am:	Durch wen: Name:	Unterschrift:	Unterschrift des Mitarbeiters/der Mitarbeiterin
		☐				
		☐				
		☐				
		☐				
		☐				
		☐				

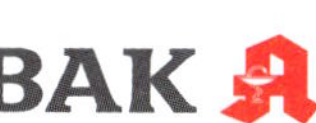

■ **Arbeitshilfe zur Qualitätssicherung**

Herstellung und Abgabe der Betäubungsmittel zur Opioidsubstitution

ANLAGE 3
Liste der Patient*innen (im Nachfolgenden Patient) **für den Sichtbezug** (wird intern in der Apotheke geführt)

Patientendaten	Patient	Patient	Patient	Patient	Patient	Patient
Name:	*Mustermann*					
Vorname:	*Max*					
Anschrift:	*Müllerstr. 11* *10111 Berlin*					
Rufnummer:	*0173/1112233*					
Beginn des Sichtbezugs:	*01.01.2022*					
Ende des Sichtbezugs:						

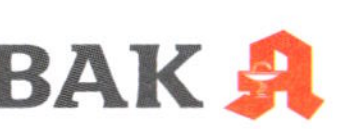

Stand der Revision: 27.06.2023

BAK

Leitlinie ☐
Kommentar ☐
Arbeitshilfe ■

Arbeitshilfe der Bundesapothekerkammer zur Qualitätssicherung

FORMBLATT

Beispiel für eine Erklärung zur Schweigepflichtentbindung im Rahmen der Opioidsubstitution

Stand der Revision: 10.05.2022

Leitlinie:
Herstellung und Abgabe der Betäubungsmittel zur Opioidsubstitution

■ **Arbeitshilfe zur Qualitätssicherung**
Herstellung und Abgabe der Betäubungsmittel zur Opioidsubstitution

Beispiel für eine Erklärung zur Entbindung von der Schweigepflicht im Rahmen der Substitutionstherapie mit Betäubungsmitteln zur Sichtvergabe in der Apotheke[1]

Lieber Patient, liebe Patientin,

Sie werden im Rahmen der Substitutionstherapie mit Betäubungsmitteln (Substitutionsmitteln) versorgt, die Ihnen auf der Basis einer Vereinbarung zwischen

____
[Name und Anschrift der Apotheke]

und ihrem substituierenden Arzt/ihrer substituierenden Ärztin

____
[Name des Arztes/der Ärztin und Praxisanschrift]

zum unmittelbaren Verbrauch in der Apotheke überlassen werden (Sichtvergabe). Um den Erfolg der Substitutionstherapie zu gewährleisten, kann es erforderlich sein, Ihren behandelnden Arzt/Ihre behandelnde Ärztin zu kontaktieren und mit diesem/dieser auch personenbezogene Angaben auszutauschen.

Wir bitten Sie, die folgende Erklärung zur Entbindung von der Schweigepflicht zu unterzeichnen:

Hiermit gestatte ich,

______________________________ geboren am _______________
[Name des Substitutionspatienten/der Substitutionspatientin]

der oben genannten Apotheke meine/meinen oben genannte*n behandelnde*n substituierende*n Ärztin/Arzt zum Zwecke der therapeutischen Betreuung zu kontaktieren und diesen/diese über Begleitumstände zu informieren, die im Zusammenhang mit der Sichtvergabe in der Apotheke festgestellt werden und mich und die Substitutionstherapie betreffen. Hierunter können auch Angaben fallen, die grundsätzlich von der apothekerlichen Schweigepflicht erfasst sind. Eine Weitergabe dieser Angaben erfolgt nur im erforderlichen Maß und nur gegenüber meinem Arzt/meiner Ärztin oder seinem/ihrer ärztlichen Vertreter*in.

Mir ist bekannt, dass ich diese Erklärung über die Entbindung von der Schweigepflicht jederzeit mit Wirkung für die Zukunft widerrufen kann.

____
Ort, Datum

____
Unterschrift

[1] Diese Erklärung ist in jedem Fall individuell an den einzelnen Apothekenbetrieb anzupassen. Sie sollte dem/der zuständigen Beauftragten für den Datenschutz der Apotheke, sofern nach den gesetzlichen Bestimmungen zu bestellen, zur Genehmigung vorgelegt werden, und ist gegebenenfalls anwaltlich zu prüfen.

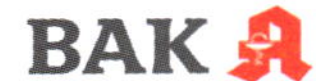

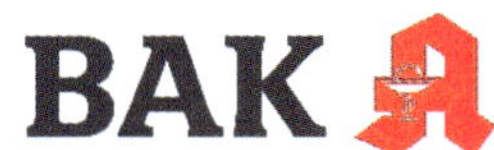

Leitlinie ☐
Kommentar ☐
Arbeitshilfe ■

Arbeitshilfe der Bundesapothekerkammer zur Qualitätssicherung

CHECKLISTE

■ Vorbereitung des Sichtbezugs im Rahmen der Opioidsubstitution

Stand der Revision: 10.05.2022

Leitlinie:
Herstellung und Abgabe der Betäubungsmittel zur Opioidsubstitution

■ Arbeitshilfe zur Qualitätssicherung

Herstellung und Abgabe der Betäubungsmittel zur Opioidsubstitution

Checkliste zur Vorbereitung des Sichtbezugs

- ☐ Schriftliche oder elektronische Vereinbarung mit dem substituierenden Arzt bzw. der substituierenden Ärztin getroffen (eine invasive Verabreichung darf nur durch das in der arzneimittelrechtlichen Zulassung vorgesehene Personal erfolgen)
- ☐ Notfallnummer des Arztes/der Ärztin
- ☐ Schweigepflicht-Entbindung vom Patienten bzw. von Patientin unterschrieben
- ☐ Betriebshaftpflichtversicherung informiert
- ☐ Hausordnung der Apotheke erläutert und übergeben
- ☐ Gültiges Rezept vorliegend
- ☐ Patientenbezogene Dokumentation vorbereitet (Karteikarten, EDV-Programm – Muster siehe Arbeitshilfe Patientenbezogene Dokumentation)
- ☐ Separater Lagerplatz für die patientenbezogenen Substitutionsmittel geschaffen (Tresor)
- ☐ Substitutionsarzneimittel-Bestand in die Datei des Patienten bzw. der Patientin eingetragen
- ☐ Einnahmeplatz gestaltet (nicht einsehbar, Lagerung der Substitutionsmittel für den Patienten bzw. die Patientin nicht ersichtlich)
- ☐ Materialien bereit (Getränke, Einmalbecher usw.)
- ☐ Tagesaktuelle Liste der erwarteten Patient*innen bereit (zur Kontrolle, ob alle gekommen sind)
- ☐ Prozesse in apothekeneigenes Qualitätsmanagement eingegliedert

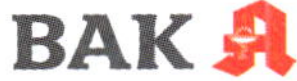

Stand der Revision: 10.05.2022

BAK

Leitlinie ☐
Kommentar ☐
Arbeitshilfe ■

Arbeitshilfe der Bundesapothekerkammer zur Qualitätssicherung

FORMBLATT

■ Patientenbezogene Dokumentation im Rahmen der Opioidsubstitution

Stand der Revision: 10.05.2022

Leitlinie:
Herstellung und Abgabe der Betäubungsmittel zur Opioidsubstitution

■ **Arbeitshilfe zur Qualitätssicherung**

Herstellung und Abgabe der Betäubungsmittel zur Opioidsubstitution

Patienten-/Patientinnenbezogene Dokumentation im Rahmen der Substitutionstherapie (nach § 13 Abs. 1 Satz 4 BtMVV)		**Blatt Nr.** (fortlaufend für den/die jeweiligen Patienten/Patientinnen)
Name, Vorname des Patienten/der Patientin:		Geburtsdatum des Patienten//der Patientin:
Eindeutige Bezeichnung des Betäubungsmittels (bei Fertigarzneimitteln: Arzneimittelbezeichnung, Darreichungsform, Gewichtsmenge je abgeteilte Form/Packungseinheit oder Freisetzungsrate):		
Genaue Dosierungsanweisung und Anwendungsart:		Name, Vorname des behandelnden Arztes/ der behandelnden Ärztin:
Übertrag (Bestand) von Blatt Nr.	Übertrag (Bestand) in g, mg, ml oder Stückzahl:	Anschrift, Telefonnummer des behandelnden Arztes/der behandelnden Ärztin:

Zugang bzw. Abgang		Zugang in g, mg, ml oder Stückzahl:	Abgang in g, mg, ml oder Stückzahl:	Bestand in g, mg, ml oder Stückzahl:	Unterschrift der verantwortlichen Fachkraft:	Arztrücksprachen und Beobachtungen	Unterschrift des Patienten/der Patientin – Einnahme bestätigt
Datum	Uhrzeit						
Gemäß § 13 BtMVV sind sämtliche Eintragungen über Zugänge, Abgänge und die Bestände der Betäubungsmittel am Ende eines jeden Kalendermonats durch Arzt/Ärztin zu prüfen oder dem/der Arzt/Ärztin zur Kenntnis zu bringen (Näheres siehe Vereinbarung).				Bestand OK ☐	Bemerkung:	Prüfdatum:	Namenszeichen Arzt/Ärztin: Apotheker*in:

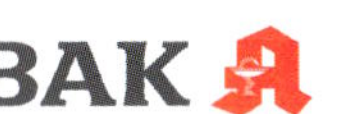

Stand der Revision: 10.05.2022

Ärztliche Anfragen zur ambulanten Palliativversorgung mit Betäubungsmitteln

Aufzeichnungen gemäß § 13 Abs. 1a Betäubungsmittelgesetz. Bitte drei Jahre nach der letzten Eintragung aufbewahren.

Name und Ort der Apotheke: ______________________________

	Anfrage 1	Anfrage 2	Anfrage 3
Datum und Uhrzeit der Anfrage			
Name des anfragenden Arztes			
ggf. Anschrift und Telefonnummer des Arztes			
Bezeichnung des angefragten Betäubungsmittels			
ggf. PZN			
Information an den anfragenden Arzt. Bitte ankreuzen und vervollständigen.	☐ Arzneimittel ist vorrätig ☐ Arzneimittel kann beschafft werden bis ______	☐ Arzneimittel ist vorrätig ☐ Arzneimittel kann beschafft werden bis ______	☐ Arzneimittel ist vorrätig ☐ Arzneimittel kann beschafft werden bis ______
Arzneimittel abgegeben?	☐ Ja ☐ Nein	☐ Ja ☐ Nein	☐ Ja ☐ Nein
Name des Apothekers			

Protokoll über die Vernichtung von Betäubungsmitteln

Apotheke
(ggf. Stempel) ______________________________

ApothekenleiterIn ______________________________

Straße, Hausnummer ______________________________

PLZ, Ort ______________________________

BtM-Nummer (optional) ______________________________

Am heutigen Tage wurde(n) das/die folgende(n) Betäubungsmittel in der angegebenen Menge in einer Weise vernichtet, die eine auch nur teilweise Wiedergewinnung des Betäubungsmittels ausschließt sowie den Schutz von Mensch und Umwelt vor schädlichen Einwirkungen sicherstellt:

Menge	Bezeichnung, Stärke	Darreichungsform	Bemerkung (z. B. Grund: Verfalldatum überschritten, beschädigt o. ä.)

Datum: ______________________

Bei der Vernichtung waren anwesend:

Verantwortliche(r) Apotheker(in)

______________________ Name

______________________ Unterschrift

Als Zeugen waren anwesend:

1.) ______________________ Name

______________________ Unterschrift

2.) ______________________ Name

______________________ Unterschrift

Revision im Blick

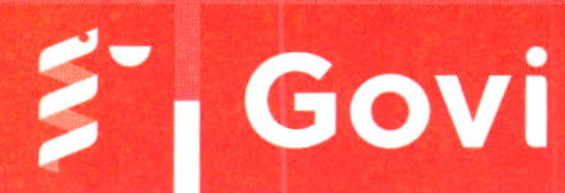

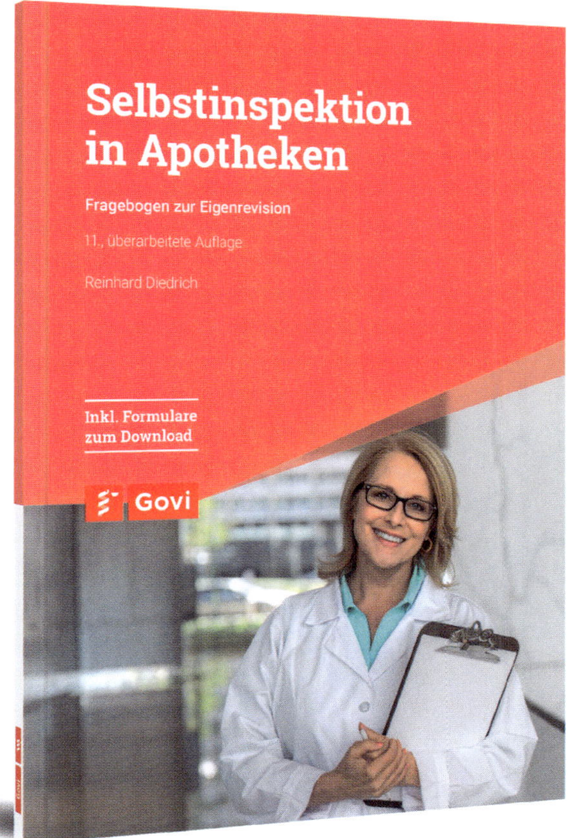

Selbstinspektion in Apotheken

Fragebogen zur Eigenrevision

Reinhard Diedrich

Apotheken unterliegen der regelmäßigen behördlichen Kontrolle. Eine einfache und zeitsparende Vorbereitung auf die amtliche Besichtigung ist der bewährte Fragebogen zur Eigenrevision. Der Leitfaden beinhaltet handliche Checklisten zu allen relevanten Themen sowie ein Musterprotokoll zur Dokumentation der Selbstinspektion.

Eine Überprüfung der Räumlichkeiten, Geräte und Organisationsmittel mit diesen Unterlagen bereitet optimal auf den Besuch des Pharmazierates vor. Die Bögen umfassen Fragen zu den häufigsten Beanstandungen, apothekenrechtlichen Bestimmungen, Gefahrstoffvorschriften, der Arbeitsstättenverordnung und zur Unfallverhütung.

Damit bringt der Leitfaden alle wichtigen Aspekte der Apothekenrevision auf den Punkt. Die Erfahrungen aus zahlreichen Apothekenbesichtigungen sind hier zu einem Werkzeug zusammengefasst.

Alle Listen können als ausfüllbare PDFs heruntergeladen und je nach Bedarf bearbeitet und ins QM-Handbuch übernommen werden.

govi.de – Der Medien-Shop für Pharmazie

Tel. 06196 928-250 · Fax -259 · E-Mail service@govi.de

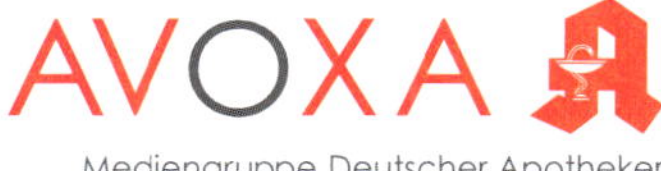